In der Reihe *„Spirituelle Aspekte in der Medizin"* sind bisher erschienen:

Band 1:   Bachblüten als Erkenntnisweg
Band 2:   Karma-Sutra, Indische Medizin als Erkenntnisweg

Brigid Ryll
Physiotherapeutin, Yogalehrer-Diplom-Ausbildung, langjährige Praxis des Indischen Bogenschießens, Bachblütentherapeutin, Ausbildung in anthroposophischer Medizin, Ayurvedatherapeutin, Entwicklung frauenspezifischer Therapiekonzepte in den Bereichen Yoga, Indisches Bogenschießen und Meditation.

Dr. med. Stefan Jarzombek, M.A.
Facharzt für Allgemeinmedizin, Ärztlicher Psychotherapeut, Anthroposophischer Arzt (GAÄD), Ayurvedaarzt, Akupunkturausbildung.

Brigid Ryll
Stefan Jarzombek

Bachblüten
als Erkenntnisweg

2. Auflage

Spirituelle Aspekte in der Medizin Band 1

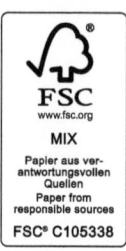

Brigid Ryll, Stefan Jarzombek, >Bachblüten als Erkenntnisweg<
2., durchgesehene und überarbeitete Auflage
© 2019
Herstellung und Verlag: BoD – Books on Demand, Norderstedt.
ISBN: 9783749435180

Satz: Brigid Ryll, Stefan Jarzombek
Bild Umschlagseite und S.10: ©artelia-Fotolia.com
Illustrationen: Brigid Ryll, Stefan Jarzombek

für Theresa und Johannes

für Marion

für Helga, Leah und Tom

Inhalt

Vorwort zur ersten Auflage 2012

> *"Und so, meine Brüder und Schwestern, kommt heraus in das herrliche Sonnenlicht der Erkenntnis eurer Göttlichkeit, und macht euch ernsthaft und unbeirrt daran, euch in den großen Plan des Glückes und seiner Verbreitung einzufügen, gemeinsam mit jener großen Schar der Weißen Bruderschaft, deren ganzes Dasein Gehorsam ist gegenüber dem Wunsche Gottes und der es eine große Freude bedeutet, ihren jüngeren Geschwistern, den Menschen, zu dienen."*
> (Dr. Edward Bach, Gesammelte Werke, Von der Homöopathie zur Bach-Blütentherapie, Aquamarin-Verlag, Grafing, 5. Auflage 2003, ISBN 3-89427-242-2, S. 223).

Das einzigartige Heilungssystem von Edward Bach wurde in den vergangenen Jahrzehnten verschiedensten Interpretationen und Aufbereitungen unterzogen. In diesem Zusammenhang wurden wesentliche Darstellungen Edward Bachs häufig erstaunlich unzureichend beachtet, beispielsweise seine Ausführungen zu den Tierkreiszeichen der Astrologie oder seine letztendliche Einteilung der 38 Blüten in ein System von 7 Gruppen am Ende seines Lebens. Bereits kurz nach Bachs Tod verzichteten Autoren darauf, Bachs umfassende Zuordnung der 38 Blüten zu 7 Gruppen weiterzuführen. Sie wurde als weniger relevant bewertet, teils völlig ignoriert. In den nachfolgenden Jahren wurde gar eine gewisse Zeitabhängigkeit des Blütensystems postuliert, und es wurde von verschiedenen Autoren immer neu in eine vermeintlich moderne und zeitgemäße Form gebracht.

Nach unserer Einschätzung ist es von höchster Wichtigkeit, die Blüteneinteilungen Bachs unverändert zu respektieren. Tatsächlich eröffnet sich in der Blütentherapie nach Dr. Bach bei vertiefter Betrachtung ein ganzheitlicher Heilungsweg, der vergleichbar ist den großen ganzheitlichen Medizinsystemen, wie z.B. der Indischen Medizin oder ihrer westlichen Tochter, der Anthroposophischen Medizin. Auch Bachs Heilungsweg umfasst alle Ebenen von Gesundheit und Krankheit: Körper, Geist und Seele spiegeln sich in den Ebenen seiner Blütengruppen wider. Und auch Bach beschreibt den Krankheitsprozess als eine Entwicklung vom seelischen Konflikt hin zur körperlichen Symptomatik, im Sinne einer zunehmenden Chronifizierung des Irrtums, gleichsam einem *Hineinverhärten in die materielle Form.*

1

Im Folgenden wollen wir diesen Reichtum der Blütentherapie nach Bach darstellen, mit einem besonderen Schwerpunkt auf dem zugrundeliegenden Erkenntnisweg.

Manche unserer Darstellungen mögen zunächst überraschen oder auch unangemessen erscheinen. Dies hat seine Ursache darin, dass heute viele Bachblütenanwender bereits vorgeprägt sind von Interpretationen und Einteilungen des Blütensystems, die der eigentlichen Darstellung Bachs nicht mehr entsprechen. Wir haben es daher für notwendig erachtet, unsere Darstellung durch umfangreiche Zitate aus den Texten Bachs zu illustrieren und zu belegen. So sind unsere Auffassungen zu Einteilung und Wirkweise der Bachblüten keine neue, eigene Interpretation, sondern die Bemühung, die weitreichenden und tiefgehenden Ausführungen Bachs authentisch zusammenzustellen und sich der Komplexität seines Werkes auf der Ebene eines Erkenntnisweges zu nähern.

Bach selbst weist immer wieder darauf hin, dass die Blüten und damit die in den Blüten beheimateten Heilungsmöglichkeiten ein göttliches Geschenk sind. Er versteht dieses Heilungssystem somit nicht als Schaffensleistung eines Menschen, sondern als göttliche Gabe, die es im Sinne der persönlichen Erkenntnis nur zu entdecken und zu nutzen gilt. In gleicher Weise wird in seiner Entstehungsgeschichte auch der Ayurveda als göttliches Geschenk an die Menschen beschrieben.

Wir können also festhalten, dass sich in der göttlichen Schöpfung bereits seit Anbeginn der Zeiten alle Mittel und Wege des Heilens finden. Es ist uns daher nicht möglich, uns etwas Neues auszudenken, sondern wir entdecken oder besser erinnern letztlich nur die Prinzipien göttlicher Schöpfung.
In diesem Bach'schen Sinne möchten wir unser Buch als Einladung verstanden wissen, es als Erinnerungshilfe zu nutzen. Ganzheitliche Heilung, so wie auch Bach sie verstand, geschieht nicht durch die Anwendung faktischen Wissens, sondern erst in der Anverwandlung eigener Erkenntnis der göttlichen Schöpfung an den unerlösten Menschen.

Marlow, im Februar 2012
Brigid Ryll
Stefan Jarzombek

Einleitung

Jedes wirksame, ganzheitliche Heilungssystem ist auf dieselben grundlegenden Wahrheiten zurückzuführen. Dies kann auch nicht anders sein, denn die Rahmenbedingungen, die auf den Menschen und die Schöpfung wirken, sind stets gleich. Dies gilt nicht nur für die Gesetze des materiellen Kosmos. Gleichermaßen hat diese Grundannahme Gültigkeit für die geistig-seelischen Aspekte der Schöpfung und ihre Gesetzmäßigkeiten. Folgerichtig stimmen alle bedeutsamen und authentischen Weisheitslehren in ihren grundlegenden Aussagen zur Existenz einer göttlichen Kraft, zum Aufbau der Schöpfung sowie zum Sinn und Weg der menschlichen Existenz überein. Es ergeben sich daher gleichsam „Rahmendaten", die dem Kundigen immer wieder als Ausdruck der Authentizität eines Heilungs-systems erkennbar werden. In beeindruckender Weise finden wir die Gesetze und das Zusammenwirken der körperlichen, geistigen und seelischen Schöpfung in den Lehren der Indischen Medizin wieder. Bereits die Überlieferung zur Entstehung des Ayurveda beginnt mit der unmissverständlichen Klarstellung, dass Gesundheit kein Selbstzweck ist, sondern notwendige Voraussetzung, damit sich der Mensch seiner spirituellen Weiterentwicklung widmen kann. Das Ziel aller Heilung ist also die Unterstützung des Menschen auf seinem Erkenntnis- und Erleuchtungsweg. Dr. Edward Bach stellt seine Bachblütentherapie unmissverständlich in genau diese Tradition. In seiner Schrift *„Heile dich selbst"* nimmt er ausdrücklich Bezug auf die Indische Medizin als „Mutter" unserer Medizin:

> „Wie weit haben wir im Westen uns von jenen schönen Idealen unserer Mutter, dem alten Indien, entfernt, [...]."
> (Dr. Edward Bach, Gesammelte Werke, Von der Homöopathie zur Bach-Blütentherapie, Aquamarin-Verlag, Grafing, 5. Auflage 2003, ISBN 3-89427-242-2, S. 203).

Und an einer anderen Stelle heißt es:

> „Die zweite Pflicht des Arztes wird darin bestehen, solche Heilmittel zu verabreichen, die dem materiellen Körper helfen, Kraft zu gewinnen, und dem Geist helfen, ruhig zu werden, seinen Horizont zu weiten und nach Vollkommenheit zu streben; die also Frieden und Harmonie in die ganze Persönlichkeit einkehren lassen.[...]. Einige dieser Heilmittel sind bekannt, und weitere werden zur Zeit von

Ärzten in verschiedenen Teilen der Welt gesucht, besonders im Land unserer Mutter Indien. Es besteht kein Zweifel daran, dass wir im Zuge dieser Forschungen viel von dem Wissen, das schon vor über zweitausend Jahren bekannt war, zurückgewinnen werden."
(Dr. Edward Bach, Gesammelte Werke, Von der Homöopathie zur Bach-Blütentherapie, Aquamarin-Verlag, Grafing, 5. Auflage 2003, ISBN 3-89427-242-2, S. 208-209).

Bach entwirft also mit seiner Bachblütentherapie ein ganzheitliches Heilungssystem, welches in unverwechselbarer Weise auf den Grundprinzipien der alten großen Weisheitslehren basiert. Daher sind die Gruppen der Bachblüten weder hinsichtlich ihrer Reihenfolge der Darstellung, noch hinsichtlich der Anzahl der in ihnen enthaltenen Blüten zufällig oder gar beliebig veränderbar. Zahl und Form erschließen sich dem Eingeweihten als Repräsentanten der ewig gleichen, unveränderlich gültigen Wegmarken der menschlichen Existenz.

Edward Bach entdeckte und ordnete seine Blüten in drei zeitlich aufeinander folgenden „Serien". Zunächst die 12 Heilerblüten, dann die 7 Helferblüten und zuletzt weitere 19 (12 + 7) Blüten. Abschließend ordnete er kurz vor seinem Tode alle 38 Blüten in ein System mit 7 Gruppen.

Ebene Seele	**12 Heilerblüten** repräsentieren die seelische Konstitution des inkarnierten Menschen.
Ebene Geist	**7 Helferblüten** repräsentieren die zu entwickelnden geistigen Tugenden.
Ebene Körper	**19 weitere Blüten** repräsentieren die körperlichen Manifestationen des chronifizierten geistigen Irrtums. Diese 19 Blüten lassen sich bei genauer Betrachtung nochmals differenzieren in 12 + 7 Blüten.
Ebene Chakras	**7 Gruppen,** repräsentieren die 7 Chakras, als übergeordnete Wirkorte aller körperlichen, geistigen und seelischen Energie im Menschen.

Diese Gruppenbildungen dürfen nicht ignoriert werden, denn sie sind der wesentliche Zugang zu der Kunst seines Werkes. So stehen die 38 Blüten eben gerade nicht gleichwertig und gleichbedeutend nebeneinander, sondern sind geordnet und zugewiesen. Dies ist bei der Arbeit mit den Blüten, sei es nun diagnostisch oder therapeutisch, unbedingt zu beachten.

Es kann anhand der Schriften von Edward Bach verfolgt werden, wie er die Blüten im unmittelbaren Zusammenhang mit seinem eigenen, intensiven Erkenntnis- und Erleuchtungsweg entdeckte. Die Blütenfindungen waren kein Ergebnis botanischer Forschung, sondern Folge einer sich zunehmend entwickelnden Sensitivität seiner Wesensglieder.

In jeglichem Erkenntnisprozess, der den Gesetzen der Schöpfung folgt, lassen sich stets die gleichen Zahlen, Formen und Symbole wiederfinden, gleichsam als Archetypen des inneren Reifens.

Im Heilungssystem der Bachblüten begegnet uns der Weg des Menschen durch die Inkarnation, wie er in unverwechselbar gleicher Weise auch im Ayurveda, im Yoga, in der Anthroposophie, in der theoretischen und praktischen Kabbalah, in der Astrologie, in den chinesischen Weisheits-lehren oder auch in den Bildern der alten Volks- und Hausmärchen beschrieben ist.

In den folgenden Kapiteln werden wir uns nun die verschiedenen Ebenen des Blütensystems nach Dr. Edward Bach genauer ansehen. Originalzitate Bachs wollen wir dabei als Belege für die Untermauerung unserer Darstellung anführen.

Der Lebens- und Erkenntnisweg des
Dr. Edward Bach (1886 - 1936)

Sehet her, ich werde leben immerdar ...

Um das Leben und Werk von Edward Bach umfassend beschreiben, verstehen und deuten zu können, ist vorab eine numerologische Betrachtung hilfreich.

Die Numerologie, auch Zahlenmystik genannt, ist die Lehre von der Bedeutung und dem inneren Wesen der Zahlen. Sie basiert auf dem Wissen der Kabbalah und auf Erkenntnissen von Pythagoras. Für Pythagoras verkörperten Zahlen universelle Gesetzmäßigkeiten der Schöpfung. So erkannte er den Gegensatz von ungeraden und geraden Zahlen als Spiegelbild der polaren Gegensätze der Schöpfung: göttlich und weltlich, Körper und Geist, männlich und weiblich, Einheit und Vielheit. Die Kabbalah beschreibt die Bedeutungen der Zahlen in Zusammenhang mit dem Lebensbaum. In der Numerologie werden zunächst das Geburtsdatum und der Name betrachtet. Den Buchstaben unseres Namens entsprechen bestimmte Zahlen, die durch ihre Bedeutung einen Einblick in das innere Wesen unserer Persönlichkeit gewähren. Die Quersumme des Geburtsdatums ergibt die Lebenszahl des Menschen. Die Quersumme des Vor- und Nachnamens steht als Namenszahl für die Grundschwingung des jeweiligen Menschen. Anhand der Bedeutung der Lebens- und Namenszahlen ist es möglich, Aussagen über die Persönlichkeit und ihre Lebensaufgabe zu treffen.

Die Lebenszahl von Edward Bach ergibt nach Addition der Zahlen seines Geburtsdatums 2+4+9+1+8+8+6 =38. Die Quersumme von 38 ist 11. Die 11 steht in der Numerologie für Spiritualität, Sensitivität, Intuition, Erkenntnis und Medialität.

Die Namenszahl von Edward Bach ergibt in der Quersumme 8. Die 8 als Zahl der Unendlichkeit bedeutet Kosmische Ordnung und Harmonie. Sie ist die Zahl der geistigen Wiedergeburt und des Neuanfangs im Sinne der Wiedervereinigung mit Gott. Die 8 steht weiter für Gerechtigkeit, Gesetz und Ordnung, Integrität, sowie für Gesundheit und inneres Gleichgewicht.

6

Es ist kein Zufall, dass Bach genau 38 Bachblüten entdeckte. Nicht mehr und nicht weniger. Ebenso ist es kein Zufall, sondern eine kosmische Gesetzmäßigkeit (8), dass Bach dafür genau 7 Jahre benötigte. Die erste Blüte *Mimulus* fand er im September 1928, seine letzte Blüte *Mustard* im September 1935. Als Bach sein erstes Mittel entdeckte, war er 42 Jahre alt (6x7). Bach vollendete sein Werk nach 7x7 Jahren mit der Entdeckung seiner letzten Blüte im Alter von genau 49 Jahren.

Bevor wir die Bedeutung der Zahl 7 klären, bleiben wir noch bei der 38. Während die Quersumme 11 die allgemeine Bedeutung beschreibt, erhalten wir durch die Teilung der Zahl nun die besondere Bedeutung: 38:2=19. Die 19 wiederum ist die Summe aus den Zahlen 12 und 7.

Bach ordnete seine 38 Blüten nach ihrer Bedeutung und Heilkraft in ein System von 12 Heilerblüten, 7 Helferblüten und 19 weiteren Blüten. Auch dies ist kein Zufall, sondern geschah im bewussten Wissen um die kosmischen Gesetzmäßigkeiten.

Die Zahl 12 bildet als vollendeter Zyklus die höhere kosmische Ordnung. Als 3 x 4 ist sie sowohl geistige (3) als auch weltliche (4) Ordnung, das Esoterische und das Exoterische. Es gibt die 12 Zeichen des Tierkreises, 12 astrologische Häuser und 12 Monate des Jahres, 12 Stunden des Tages und der Nacht, 12 Früchte des Lebensbaumes. In der Numerologie steht die Zahl 12 auch für karmische Aufgabe, Hingabe, Demut und Dienst am Nächsten.

Die heilige Zahl 7 ist die Verbindung von 3 (innen, Seele, Himmel) und 4 (außen, Leib, Erde). Als Summe von 3 + 4 ist 7 die Zahl der Fülle und Vollendung, die Zahl der Vereinigung des Geistigen mit der Materie und die Zahl der Heilung. 7 ist die Zahl der 5 Planeten in unserem Sonnensystem plus Sonne und Mond, die Zahl der Schöpfungstage, die Zahl der Körperöffnungen. Es gibt 7 Tugenden: 4 Kardinaltugenden und 3 göttliche Tugenden. 7 Augen sind Symbol für Gott und besonders für seine Allgegenwart und Allwissenheit. 7 ist die Zahl der Todsünden (Hochmut, Neid, Zorn, Trägheit, Geiz, Völlerei, Wollust), der Gaben des Heiligen Geistes (Weisheit, Verstand, Rat, Stärke, Wissenschaft, Frömmigkeit und Furcht des Herrn) und der Werke der Barmherzigkeit (Hungrige speisen, Durstende tränken, Nackte bekleiden, Fremde beherbergen, Gefangene erlösen, Kranke besuchen, Tote begraben). In der Numerologie steht die Zahl 7 auch für Sieg und Gewinn. Hier ist der Sieg des Menschen über sein Ego gemeint und der Wieder-Gewinn seiner göttlichen Bewusstheit.

Wir kennen 7 Zwerge, 7 Weltwunder, 7 Zweige des Lebensbaumes, 7 Farben des Regenbogens, 7 Himmel im Buddhismus, 7 Chakras, die 7 Energiezentren, die 7 geheiligten Pforten auf dem Weg zur Erleuchtung und die Einteilung des menschlichen Entwicklungsweges in Jahrsiebte.

Die Anthroposophie beschreibt die Entwicklung der Wesensglieder des Menschen in 7-Jahres-Perioden. Die ersten 7 Jahre bis zum Zahnwechsel dienen vorrangig der Ausbildung des individuellen physischen Leibes. Mit der Geschlechtsreife um das 14. Lebensjahr schließt sich die Bildung des eigenständigen Ätherleibes ab und der Astralleib wird als eigenständiges Wesensglied geboren. Ab dem 21. Lebensjahr, mit der Geburt des eigenständigen ICH, entwickelt der Mensch seine drei seelischen Wesensglieder, ab dem 42. Lebensjahr die drei höheren geistigen Wesensgliedern.

Nach der indischen Chakralehre vollzieht sich der menschliche Erkenntnisweg zu seinem wahren göttlichen Selbst in 7 Stufen, den 7 Chakras. Jedes der 7 Chakras steht für eine bestimmte Bewusstseinsstufe und beinhalt spezifische Lernaufgaben. In jedem Leben beginnen wir unsere Entwicklung im 1. Chakra, dem Wurzelchakra, und sollten nach 7x7 Jahren im 7. Chakra oder im „7. Himmel", dem Kronenchakra, angekommen und „erleuchtet" sein.

Bach teilte kurz vor seinem Tod seine 38 Blüten in 7 Hauptgruppen ein. Zufall? Nein, sicher nicht. Er tat dies als Krönungsakt seines Werkes in voller Bewusstheit und Erkenntnis der kosmischen Ordnung.

Werfen wir zum Abschluss dieser Betrachtung noch einen Blick auf die zahlenmystische Bedeutung seines Todestages. Edward Bach verstarb am 27.11.1936. Es ergibt sich folgende Berechnung: 2+7+1+1+1+9+3+6= 30. Die Quersumme von 30 ist 3. Die 3 als Summe aus 1 und 2 bedeutet Ver-EIN-igung der ZWEI-heit der Welt als Rückkehr zur EIN-heit in Gott. Sie ist Zahl der Trinität (Vater, Sohn, Heiliger Geist), der umfassend verstandenen Gottheit. Wir kennen die 3 geistigen Tugenden: Glaube, Hoffnung und Liebe. Liebe = Gott.

Nach 7x7 Jahren hatte Edward Bach sein Werk und sein Leben in dieser Inkarnation vollendet. Für ihn war das körperliche Sterben nur ein Übergang in einen anderen Seins-Zustand. Bach spürte, dass es Zeit war für diesen Schwellenübertritt, und so schrieb er in einem seiner letzten Briefe am 1.11.1936 an seine drei engsten Mitarbeiter, *Nora Weeks*, *Victor Bullen* und *Mary Tabor*:

> *„Ihr lieben Guten,*
> *es gibt Augenblicke wie diesen, da erwarte ich eine Aufforderung nach – ich weiß*
> *nicht, wohin. Aber falls dieser Ruf, was möglich ist, jede Minute ergeht, bitte ich*
> *euch, euch drei, das wunderbare Werk fortzuführen, das wir begonnen haben. Ein*
> *Werk, das der Krankheit ihre Macht entreißen kann, das Werk, das die Menschen*
> *freimachen kann. […]"*
> *(Dr. Edward Bach, Gesammelte Werke, Von der Homöopathie zur Bach-Blütentherapie,*
> *Aquamarin-Verlag, Grafing, 5. Auflage 2003, ISBN 3-89427-242-2, S. 224).*

Die Inschrift auf Bachs Grabstein *„Sehet her, ich werde leben immerdar…"* soll Ende und Anfang für eine biografische Betrachtung über das Leben und Wirken von Edward Bach sein. Wie wir sehen werden, lässt sich der Lebenslauf von Edward Bach eindrucksvoll in sieben 7-Jahres-Perioden verfolgen.

Bach hat in seinem Werk *„Zwölf Heiler"* die 7 Stufen des menschlichen Erkenntnisweges beschrieben:

> *„Bei der Heilung gibt es sieben Stufen in dieser Reihenfolge:*
> *FRIEDEN HOFFNUNG FREUDE GLAUBEN GEWISSHEIT WEISHEIT LIEBE*
> *Und wenn erst Liebe in den Patienten einkehrt – nicht Selbstliebe, sondern die*
> *universelle Liebe-, dann hat er dem, was wir Krankheit nennen, den Rücken*
> *gekehrt."*
> *(Dr. Edward Bach, Gesammelte Werke, Von der Homöopathie zur Bach-Blütentherapie,*
> *Aquamarin-Verlag, Grafing, 5. Auflage 2003, ISBN 3-89427-242-2, S. 122).*

Diese 7 Stufen entsprechen den Bewusstseinsstufen der 7 Chakras und der Einteilung des Lebenslaufes des Menschen in die Jahrsiebte.

1. Jahrsiebt:	1886 bis 1893	FRIEDEN	1. Chakra
2. Jahrsiebt:	1893 bis 1900	HOFFNUNG	2. Chakra
3. Jahrsiebt:	1900 bis 1907	FREUDE	3. Chakra
4. Jahrsiebt:	1907 bis 1914	GLAUBEN	4. Chakra
5. Jahrsiebt:	1914 bis 1921	GEWISSHEIT	5. Chakra
6. Jahrsiebt:	1921 bis 1928	WEISHEIT	6. Chakra
7. Jahrsiebt:	1928 bis 1935	LIEBE	7. Chakra

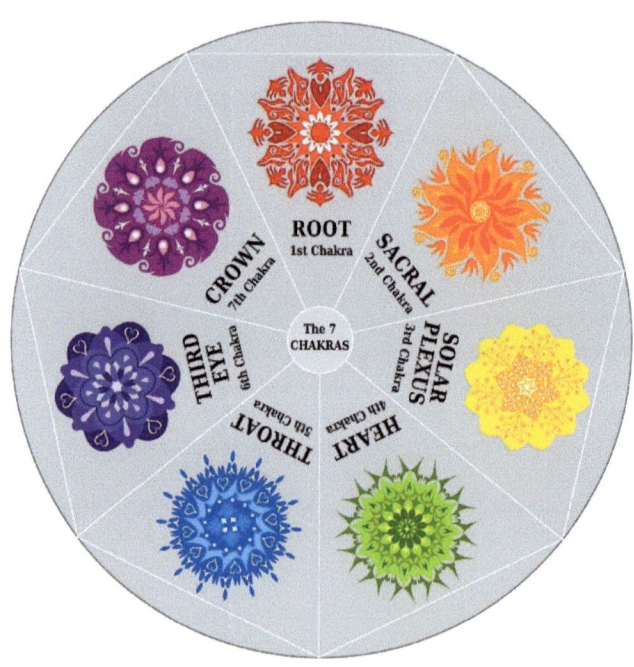

1. Jahrsiebt: Edward Bachs Lebensjahre von 1886 bis 1893

Das 1. Lebensjahrsiebt umfasst den Zeitraum vom 1. bis zum 7. Lebensjahr eines Menschen. Betrachten wir den Entwicklungsprozess des reifenden Menschen, so befindet er sich in dieser Lebensphase auf der Ebene des 1. Chakras.

Die Themen des 1. Chakras sind Erdung, Verwurzelung, körperliches Wachstum, Ausbildung eines Lebenswillens, Entwicklung einer Lebenskraft, Erdverbundenheit, Urvertrauen, Schutz und Sicherheit.

Die zentrale Lernaufgabe besteht für den Menschen im 1. Jahrsiebt darin, sich in seinen physischen Leib hinein zu entwickeln. Die Befriedigung der Grund- bedürfnisse schafft dabei das Urvertrauen für eine sichere Verwurzelung im eigenen Körper.

Im Lebensweg von Edward Bach ist dieser Entwicklungsprozess der 1. Chakraebene deutlich erkennbar. Bach wächst unter optimalen Bedingungen auf und wird mit allem versorgt, was ein Kind in den ersten sieben Jahren für eine gesunde Entwicklung braucht.

Edward Bach kommt am 24. September 1886 in Moseley in der Nähe von Birmingham zur Welt. Dieses kleine friedliche Dorf wird für ihn zu dem glücklichen Ort seiner Kindheit. Als erstes ihrer drei Kinder erhält er von seinen Eltern Walter und Aida Bach ihre ganze Liebe und Fürsorge.

> *„Edward war ein äußerst zartes und empfindliches Kind. Seine Eltern umsorgten ihn deshalb während seiner ersten Lebensjahre mit besonderer Liebe und Zuneigung. Doch als er heranwuchs, kräftigte und stabilisierte sich seine Konstitution allmählich."*
> (Nora Weeks, Edward Bach, Entdecker der Blütentherapie, Sein Leben – seine Erkenntnisse, Hugendubel 1996, S. 13)

Schon sehr früh erwacht in Edward die Liebe zur Natur. In seiner kindlichen Neugier und Offenheit interessiert er sich für alle Vorgänge im Tier- und Pflanzenreich. Bäume und Vögel werden zu seinen liebsten Freunden. Auch besitzt er, wie die meisten Kinder in diesem Alter, eine natürliche Religiosität und ein großes Interesse für Märchen und Mythen. Besonders das sagenumwobene Land seiner Vorfahren faszinierte ihn sehr. Seine Familie war vor vielen Jahren aus Wales nach England eingewandert.

> *„Vermutlich durch den walisischen Ursprung seiner Familie bedingt, war Edward […] ein äußerst sensibler und zu mystischen Selbst- und Naturerfahrungen neigender Junge. […] Und das gefühlsbetonte, idealistische Wesen des Jungen, seine Schönheitsliebe und seine äußerst einnehmende Stimme, dies alles wies ihn als einen echten Sohn jenes mystischen Landes aus. […] Diese Liebe zu Wales ließ Edward Bach sein ganzes Leben nicht mehr los, und sie führte ihn immer wieder in das Land seiner Väter. […]."*
> (Nora Weeks, Edward Bach, Entdecker der Blütentherapie, Sein Leben – seine Erkenntnisse, Hugendubel 1996, S. 14-15)

2. Jahrsiebt: Edward Bachs Lebensjahre von 1893 bis 1900

> Das 2. Lebensjahrsiebt umfasst den Zeitraum vom 8. bis zum 14. Lebensjahr eines Menschen. Betrachten wir den Entwicklungsprozess des reifenden Menschen, so befindet er sich in dieser Lebensphase auf der Ebene des 2. Chakras.
>
> Die Themen des 2. Chakras sind Körperbewusstsein, Kreativität, Begeisterung, Intellekt, Sinneserfahrung und Sinnlichkeit, Beziehungs-fähigkeit, Nähe und Distanz.
>
> Die zentrale Lernaufgabe im 2. Jahrsiebt besteht darin, sich mithilfe der Sinneserfahrungen der Welt zu öffnen. Es entsteht die Wahrnehmung für ein „Außen", die eigene Person wird als eigenständig erkannt.
>
> Im Lebensweg von Edward Bach ist dieser Entwicklungsprozess der 2. Chakraebene deutlich erkennbar. Einerseits ist Bachs Entwicklung in dieser Phase durch starkes Streben nach Unabhängigkeit gekennzeichnet, andererseits wendet er sich zunehmend der Welt zu und positioniert sich bereits in seiner Hinwendung zum Mitmenschen.

Edward ist sieben Jahre und zu einem kräftigen und gesunden Schulkind herangewachsen.

> *„Er steckte voll Vitalität und Abenteuerlust, und so tat er sich bei Spiel und Sport immer wieder hervor und war jederzeit zu Streichen aufgelegt […]."*
> *(Nora Weeks, Edward Bach, Entdecker der Blütentherapie, Sein Leben – seine Erkenntnisse, Hugendubel 1996, S. 13) .*

In der Schule fällt er durch seine außerordentliche Willensstärke, Zielstrebigkeit und hohe Konzentrationsfähigkeit auf, andererseits ist er auch ein sehr sensitives und introvertiertes Kind, mit ausgeprägten empathischen Fähigkeiten:

> *„Edward Bach war eine vielschichtige Persönlichkeit. Obwohl ihn bereits seit frühester Jugend ein starkes Unabhängigkeitsstreben, eine ausgesprochen positive Einstellung zu seinen Mitmenschen sowie ein hochentwickelter Sinn für Humor auszeichneten, durchlebte er andererseits auch immer wieder Phasen der Weltabgewandtheit und Innenschau. […] Jede leidende und unglückliche Kreatur, sei es Mensch, ein Vogel oder ein anderes Lebewesen, erweckte in ihm ein*

13

außerordentlich starkes Mitgefühl und den unbedingten Wunsch zu helfen, so daß er bereits als Schuljunge beschloss, später einmal Arzt zu werden."
(Nora Weeks, Edward Bach, Entdecker der Blütentherapie, Sein Leben – seine Erkenntnisse, Hugendubel 1996, S. 14)

Wie viele Kinder in diesem Alter, kennt Bach seinen Berufswunsch und spürt intuitiv seine Lebensaufgabe. Diese Fähigkeit, stets seiner inneren Stimme zu folgen, ermöglicht ihm, sich sein ganzes Leben selbst treu zu bleiben und seinen vorherbestimmten Weg zu gehen.

„Die meisten von uns sind während der Kindheit und Jugend ihrer Seele viel näher als in späteren Jahren. Wir haben dann oft klarere Vorstellungen von unserer Lebensaufgabe, von den Leistungen, die von uns erwartet werden, und von den Charakterzügen, die wir zu entfalten haben. [...]"
(Dr. Edward Bach, Gesammelte Werke, Von der Homöopathie zur Bach-Blütentherapie, Aquamarin-Verlag, Grafing, 5. Auflage 2003, ISBN 3-89427-242-2, S. 196)

Erfüllt von tiefem Mitgefühl für alle lebenden Wesen und geprägt von seiner großen Liebe zur Natur, hat Bach schon sehr früh die Vision, ein einfaches und natürliches Heilungssystem zu entwickeln, von dem er hofft, es würde alle Menschen von ihrem Leid befreien können. Diese Hoffnung trägt ihn durch sein Leben. Er weiß zugleich um seine besondere Gabe und seine heilerischen Fähigkeiten und sieht vor seinem geistigen Auge diese Vision Wirklichkeit werden:

„Schon als Schüler saß er oftmals im Klassenzimmer und träumte von der Zeit, da es ihm möglich sein werde, mit seiner Arbeit endlich zu beginnen. Er malte sich aus, daß er ein einfaches Prinzip der Heilung entdeckt habe, das es ihm gestatten würde, alle Krankheitsbilder erfolgreich zu behandeln. Auch stellte er sich vor, daß Heilkräfte von seinen Händen ausströmten und daß alle, die er so berührte, wieder gesund würden. Und bei diesen Tagträumen handelte es sich beileibe nicht um die Hirngespinste eines überspannten Schuljungen, sondern um ein inneres Wissen um seine zukünftige Bestimmung. [...]"
(Nora Weeks, Edward Bach, Entdecker der Blütentherapie, Sein Leben – seine Erkenntnisse, Hugendubel 1996, S. 14-15)

3. Jahrsiebt: Edward Bachs Lebensjahre von 1900 bis 1907

Das 3. Lebensjahrsiebt umfasst den Zeitraum vom 15. bis zum 21. Lebensjahr eines Menschen. Betrachten wir den Entwicklungsprozess des reifenden Menschen, so befindet er sich in dieser Lebensphase auf der Ebene des 3. Chakras.

Die Themen des 3. Chakras sind Emotionalität, Willenskraft, Persönlichkeit, Ego, Selbstkontrolle, Selbstwert, Durchsetzungsvermögen, Abgrenzungsfähigkeit, Macht und Ohn-Macht.

Die zentrale Lernaufgabe im 3. Jahrsiebt besteht darin, einen gesunden Egoismus zu entwickeln und Abgrenzung im Sinne der Durchsetzung berechtigter eigener Interessen zu erlernen.

Im Lebensweg von Edward Bach ist dieser Entwicklungsprozess der 3. Chakraebene deutlich erkennbar. Bach entwickelt eine zunehmende innerliche Klarheit und Entschlossenheit über seinen zukünftigen Berufsweg und führt diesen Entschluss letztlich dadurch zur Umsetzung, dass er bei seinem Vater die eigenen Interessen mit gereifter Persönlichkeit vertritt.

Im Jahre 1902 verlässt Bach mit 16 Jahren die Schule und den Ort seiner Kindheit. Er geht in die Großstadt Birmingham. Noch will und kann er seinen Eltern die hohen Studiengebühren für ein Medizinstudium nicht zumuten, und so arbeitet er zunächst in der Fabrik seines Vaters. Die nächsten drei Jahre, von 1903 bis 1906, in der Gießerei seines Vaters sind prägend für sein weiteres Leben. Hier erlebt er neben der Freude, seinem Vater helfen und seine handwerklichen Fähigkeiten unter Beweis stellen zu können, auch die Sorgen und Nöte vieler seiner Kollegen. Diese arbeiten oft trotz Krankheit weiter. Einerseits können viele der Arbeiter das Arzthonorar nicht zahlen und gehen daher erst gar nicht zur Behandlung. Andererseits mildert die ärztliche Therapie ohnehin meist nur unzureichend die Symptome, ohne zu einer wirklichen Heilung zu führen. Diese Erfahrungen bestätigen Edward Bach umso mehr in seinem Wunsch, nicht nur die körperlichen Beschwerden der Menschen zu heilen, sondern ihnen auch und vor allem seelischen Beistand zu leisten. So schnell als möglich will er nun mit einem Studium beginnen. Er muss sich jedoch entscheiden, ob er Theologie oder Medizin studieren will:

„Es schien ihm jedoch, daß die von ihm gesuchte Form der Heilung fast eher eine Domäne der Kirche als der Berufsmedizin sei. […] Aber keines der beiden Berufsbilder entsprach völlig seinen Idealen, und so begriff er allmählich, daß ihm nichts anderes übrigbleibe, als selbst ein neues Verständnis von Krankheit und Heilung zu entwickeln oder vielleicht auch nur ein lange in Vergessenheit geratenes Wissen wiederzufinden. So beschloss er, zunächst alle bereits bekannten Heilmethoden zu studieren, und zu diesem Zweck war eine schulmedizinische Ausbildung unerlässlich. […] Als er […] seinem Vater von seinem Entschluss und von seinen Motiven erzählte, erklärte dieser zu Edwards außerordentlicher Freude, er soll seiner inneren Neigung folgen. Er versprach, für die anfallenden Studiengebühren aufzukommen […].“

(Nora Weeks, Edward Bach, Entdecker der Blütentherapie, Sein Leben – seine Erkenntnisse, Hugendubel 1996, S. 18)

Voller Freude und Tatendrang bereitet Bach sich nun intensiv auf die Aufnahmeprüfungen vor, besteht diese und immatrikuliert sich 1906 an der Universität Birmingham. Bach ist 20 Jahre alt, als er sein Medizinstudium beginnt.

4. Jahrsiebt: Edward Bachs Lebensjahre von 1907 bis 1914

Das 4. Lebensjahrsiebt umfasst den Zeitraum vom 22. bis zum 28. Lebensjahr eines Menschen. Betrachten wir den Entwicklungsprozess des reifenden Menschen, so befindet er sich in dieser Lebensphase auf der Ebene des 4. Chakras.

Die Themen des 4. Chakras sind Liebe, Güte, Vergebung, Selbstlosigkeit, Mitgefühl, Lebens-Freude, Empathie, Menschlichkeit.

Die zentrale Lernaufgabe im 4. Jahrsiebt besteht darin, Güte und Mitgefühl für andere Lebewesen zu entwickeln und das Dienen zu erlernen.

Im Lebensweg von Edward Bach ist dieser Entwicklungsprozess der 4. Chakraebene deutlich erkennbar. Stets zieht es Bach zu den Menschen. Er lernt nicht mit nüchternem akademischem Abstand. Erst im unmittelbaren, mitfühlenden Kontakt mit den Patienten fühlt er sich wohl und entfaltet seine dienende ärztliche Qualität.

Die nächsten sieben Jahre studiert Bach zunächst in Birmingham, später auch in London. Hier an der Universitätsklinik in London beendet er 1912 sein Studium und legt 1913 sein Examen am University College Hospital ab. 1913 und 1914 macht er noch einige Zusatzprüfungen und erhält schließlich 1914 mit 28 Jahren die Approbation. Bei der Überreichung seiner Zeugnisse soll er gesagt haben:

> *„Ich werde etwa fünf Jahre brauchen, bis ich alles wieder vergessen habe, was ich bisher gelernt habe."*
> *(Nora Weeks, Edward Bach, Entdecker der Blütentherapie, Sein Leben – seine Erkenntnisse, Hugendubel 1996, S. 22)*

Bach ist alles andere als ein Theoretiker. Sein Wissen bekommt er weniger aus Büchern, umso mehr aus seinem Inneren und aus dem praktischen Umgang mit den Menschen. Bach verbringt die größte Zeit seines Studiums nicht in den Hörsälen, sondern auf den Krankenstationen, wo er seine Patienten hinsichtlich ihres Gemütszustandes und ihrer Reaktionen bezüglich ihrer Krankheit sorgfältig beobachtet.

> *„Seine Beobachtungen zeigten ihm, daß ein und dieselbe Behandlung die gleiche Krankheit nicht bei allen Patienten gleichermaßen zum Verschwinden bringt. [...] Es*

sei also durchaus möglich, [...] daß ein und dieselbe Arznei einige Menschen tatsächlich heilen könne, während sie bei anderen Krankheiten wirkungslos blieb. [...] Er stellte dann fest, daß Patienten ähnlichen Temperamentes und vergleichbarer Persönlichkeitsstruktur auf bestimmte Medikamente häufig ähnliche Reaktionen zeigten, wohingegen charakterlich andersgeartete Kranke zu ihrer Heilung eine andere Form der Behandlung bedurften, obwohl beide Gruppen ähnliche Symptome zeigten."
(Nora Weeks, Edward Bach, Entdecker der Blütentherapie, Sein Leben – seine Erkenntnisse, Hugendubel 1996, S. 20-21)

Diese Einsichten und Erfahrungen sowie das gründliche Studium der verschiedenen medizinischen Einzeldisziplinen bestätigen Bach in seinem Wunsch, das bisherige Medizinsystem zu erneuern und es durch ein naturheilkundliches und ganzheitliches Heilungssystem zu ersetzen, welches nicht die vorübergehende Symptombehandlung, sondern die wahre Heilung des Menschen zum Ziel hat.
Bach ist der festen Überzeugung,

„[...]daß Heilung ein sanfter, schmerzloser und versöhnlicher Prozeß zu sein habe."
(Nora Weeks, Edward Bach, Entdecker der Blütentherapie, Sein Leben – seine Erkenntnisse, Hugendubel 1996, S.-21) .

Umso erstaunlicher ist es, dass Bach nach Beendigung seines Studiums 1913 als Leiter der Unfallstation der Universitätsklinik arbeitet und etwas später sogar die Stelle eines Chirurgen in der Unfallabteilung des National Temperance Hospital annimmt. Warum entscheidet sich Bach ausgerechnet für die Chirurgie, die genau das Gegenteil von Ganzheitlichkeit, Schmerzlosigkeit und Naturheilkunde bedeutet und der rein mechanistischen Reparatur und Instandsetzung des menschlichen Körpers dient? Es scheint, als sei das Eintauchen in diesen Gegenpol für ihn eine notwendige Lektion, um zu einem neuen Erkenntnisschritt zu gelangen. Es ist für ihn eine wichtige und zugleich schmerzhafte Erfahrung, denn Bach erleidet hier einen gesundheitlichen Zusammenbruch, so dass er diese Stellung aufgeben muss. Nach seiner Gesundung eröffnet er 1913 eine Allgemeinpraxis in der Nähe der Harley Street in London, in der er die nächsten Jahre sehr erfolgreich Patienten behandelt.
Das Jahr 1913 ist auch das Jahr seiner Hochzeit. Am 14. Januar 1913 heiratet Bach seine erste Frau Gwendoline Caiger.

5. Jahrsiebt: Edward Bachs Lebensjahre von 1914 bis 1921

Das 5. Lebensjahrsiebt umfasst den Zeitraum vom 29. bis zum 35. Lebensjahr eines Menschen. Betrachten wir den Entwicklungsprozess des reifenden Menschen, so befindet er sich in dieser Lebensphase auf der Ebene des 5. Chakras.

Die Themen des 5. Chakras sind Kommunikation, Wissen, Selbstausdruck, Authentizität, Selbstbestimmung.

Die zentrale Lernaufgabe des 7. Chakras besteht darin, die Fähigkeit zu authentischer und ehrlicher Kommunikation zu entwickeln.

Im Lebensweg von Edward Bach ist dieser Entwicklungsprozess der 5. Chakraebene deutlich erkennbar. Mehr und mehr wendet sich Bach von der etablierten Schulmedizin ab, veröffentlicht seine neuartigen, nicht unumstrittenen Forschungsergebnisse und verbreitet seine Erkenntnisse in zahlreichen Vorträgen.

Wir schreiben das Jahr 1914, der erste Weltkrieg bricht aus. Bach wird aus gesundheitlichen Gründen vom Kriegsdienst befreit. Seine Praxis floriert, und doch ist er unzufrieden über die Ergebnisse der schulmedizinischen Behandlungsformen, die den Patienten häufig nur eine kurzzeitige Linderung, jedoch keine wirkliche Heilung bringen.

Bei seiner Suche nach anderen Heilmethoden beginnt er, sich für die Immunologie zu interessieren und nimmt eine Assistentenstelle am bakteriologischen Institut der Universitätsklinik in London an. Hier erforscht er die Zusammenhänge zwischen entarteten Bakterienstämmen im Darm und chronischen Erkrankungen:

„Nach wochen- und monatelangen Untersuchungen gelangte Edward Bach zu der Überzeugung, dass es möglich sei, durch Injizierung eines aus diesen Bakterien gewonnenen Impfstoffes, den Organismus des betreffenden Patienten von jenem Gift zu reinigen, das die Ursache der chronischen Erkrankung sei. Die Ergebnisse, die er mit Hilfe dieser Methode erzielte, übertrafen seine kühnsten Erwartungen. Nicht genug damit, dass sich das Allgemeinbefinden der Patienten bedeutend besserte, [...], selbst ihre chronischen Leiden – etwa Arthritis, Rheumatismus oder Kopfschmerzen – verschwanden ein für allemal."
(Nora Weeks, Edward Bach, Entdecker der Blütentherapie, Sein Leben – seine Erkenntnisse, Hugendubel 1996, S.26) .

Neben seiner Forschungstätigkeit arbeitet Bach weiter in seiner Praxis in der Harley Street und übernimmt 1915 darüber hinaus noch die ärztliche Versorgung einer 400-Betten-Abteilung für Kriegsverletzte.

Das Jahr 1917 wird für Bach zum Schicksalsjahr. Am 5. April stirbt seine Frau, einen Monat später, am 2. Mai 1917, heiratet Bach seine zweite Frau, Kitty Light, mit der er seit 1916 eine gemeinsame Tochter hat. Im Juli 1917 erleidet Bach einen schweren Blutsturz und fällt in ein tiefes Koma. Er wird operiert und überlebt, seine ärztlichen Kollegen prognostizieren ihm allerdings nur noch eine dreimonatige Überlebenschance.

> *„Die folgenden Tage und Wochen des Krankenlagers waren für Edward Bach eine Zeit unbeschreiblicher körperlicher und geistiger Qualen. Einen Menschen, der so aktiv und empfindsam war wie er, von dem brennenden Wunsch besessen, zu leben und seine Lebensaufgabe zu erfüllen, brachten diese ersten Wochen an die Grenze des Ertragbaren. Nur noch drei Monate blieben ihm, um das Werk zu vollenden, das, wie er wußte, kaum erst begonnen war!"*
> *(Nora Weeks, Edward Bach, Entdecker der Blütentherapie, Sein Leben – seine Erkenntnisse, Hugendubel 1996, S.26) .*

Mit dem festen Entschluss, die Zeit, die ihm noch bleibt, zu nutzen, nimmt er seine Forschungstätigkeit wieder auf und mit jedem Tag verbessert sich sein Gesundheitszustand. Als er über die Ursache seiner Heilung nachdenkt, kommt er

> *[...] zu der Schlußfolgerung, daß ein alldurchdringendes Interesse, eine große Liebe, ein unumstößlicher Lebensentschluß für das Glück des Menschen auf dieser Erde der entscheidende Faktor sei. So wurde ihm klar, daß die Hingabe an seine Arbeit ihn durch all seine Schwierigkeiten hindurchgetragen und ihm geholfen hatte, wieder gesund zu werden. In seinem späteren Lebenswerk sollte sich diese Wahrheit noch deutlicher offenbaren. Denn die pflanzlichen Heilmittel, die er entdeckte, haben die Kraft, in uns den unwiderstehlichen Wunsch zu erwecken, zu leben und unsere Lebensaufgabe zu erfüllen."*
> *(Nora Weeks, Edward Bach, Entdecker der Blütentherapie, Sein Leben – seine Erkenntnisse, Hugendubel 1996, S.27) .*

Mitte 1918 kündigt Bach seine Stelle am bakteriologischen Institut, weil die Verwaltung der Klinik den Ärzten die Nebentätigkeit verbietet. Mit seinen gesamten Ersparnissen richtet er sich ein eigenes kleines Laboratorium ein, in dem er seine Forschungsarbeit eigenständig fortsetzen kann.

Edward Bach

Im März 1919 nimmt Edward Bach zusätzlich die Stelle des Pathologen und Bakteriologen am Londoner Homöopathischen Krankenhaus an. Hier beschäftigt er sich mit dem *„Organon"*, dem Hauptwerk Samuel Hahnemanns, des Begründers der Klassischen Homöopathie und sieht sich in seinen Theorien bestätigt. Auch für Hahnemann liegt der Schlüssel wahrer Heilung in der Beachtung der individuellen Persönlichkeit des Patienten und nicht in der Krankheit selbst.

Geleitet von der Richtigkeit dieser Grundüberzeugung entwickelt Bach nun seine Impfstoffe weiter und bereitet daraus homöopathische Nosoden, die 7 Bach-Nosoden. Diese Einteilung bildet gleichzeitig die Grundlage für seine Erforschung der entsprechenden Gemütssymptome der 7 Persönlichkeitstypen seiner Patienten. Schließlich kann Bach jeder Bakteriengruppe (Nosode) einen bestimmten Persönlichkeitstyp zuordnen. Mit dieser Behandlungsmethode erzielt Bach bei seinen Patienten überragende Erfolge und in nationalen wie internationalen Fachkreisen große Aufmerksamkeit. In den nächsten Jahren ist es Bach ein großes Anliegen, seine Erkenntnisse und Entdeckungen durch Vortragsreisen und Veröffentlichung seiner Schriften immer mehr publik zu machen. Im April 1920 hält er den Vortrag *„Vakzine-Therapie und Homöopathie"* vor der Londoner Homöopathischen Gesellschaft. Noch im gleichen Monat wird der Vortrag im *The British Homoepathic Journal* veröffentlicht.

6. Jahrsiebt: Edward Bachs Lebensjahre von 1921 bis 1928

Das 6. Lebensjahrsiebt umfasst den Zeitraum vom 36. bis zum 42. Lebensjahr eines Menschen. Betrachten wir den Entwicklungsprozess des reifenden Menschen, so befindet er sich in dieser Lebensphase auf der Ebene des 6. Chakras.

Die Themen des 6. Chakras sind Intuition, 6. Sinn, übersinnliche Wahrnehmung, Phantasie, Vorstellungskraft, Erkenntnis.

Die zentrale Lernaufgabe des 6. Chakras besteht darin, den Zugang zur eigenen Intuition zu entwickeln und Eigenverantwortung für den eigenen Lebensweg zu übernehmen.

Im Lebensweg von Edward Bach ist dieser Entwicklungsprozess der 6. Chakraebene deutlich erkennbar. Obwohl Bach durch seine bisherigen Forschungsergebnisse und Tätigkeiten zu Anerkennung und Wohlstand gelangt ist, folgt er dem inneren Ruf, sich mit dem bisher Erreichten nicht zufrieden zu geben. Intuitiv erlaubt er seiner Vision, sein Leben weiter zu bestimmen.

Um sich noch intensiver seiner Forschungstätigkeit widmen zu können, gibt Edward Bach 1922 seine Anstellung am Homöopathischen Krankenhaus auf. Auch trennt er sich in diesem Jahr von seiner Frau Kitty Light.
In den nächsten 7 Jahren arbeitet er nun vorwiegend in seinem Labor sowie in seiner Praxis. Er behandelt kostenlos Patienten, die von der Schulmedizin aufgegeben wurden und gewinnt so tiefe Einsichten in den Zusammenhang von Krankheit und den menschlichen Gemütszuständen.
Neben seiner ärztlichen Praxis forscht und publiziert er weiter und hält zahlreiche Vorträge. In seinem Vortrag *„Intestinale Vergiftung und Krebserkrankung"* 1924 vor dem Britischen Homöopathischen Kongress referiert er über Behandlungs-ansätze mit einer Kombination aus Vakzinetherapie und einer speziellen Ernährung bei Krebserkrankungen.
Inzwischen hat Bach mehrere Assistenten und unterrichtet viele ärztliche Kollegen aus dem Ausland, die ihn zur Hospitation aufsuchen. Seine Berühmtheit führt auch zu finanziellem Erfolg. Doch für Bach zählt einzig und allein der Wunsch, möglichst vielen leidenden Menschen helfen zu wollen, und so steckt er sein gesamtes

Einkommen in die Ausstattung seiner Praxen und die Bezahlung seiner Angestellten.

Trotz seiner Erfolge mit der Behandlung durch seine 7 Nosoden und der inzwischen oral verabreichten Vakzine erkennt Bach, dass er damit nicht alle chronischen Krankheiten heilen kann. Auch die Herstellung der Nosoden aus krankheitserregenden Substanzen ist für ihn langfristig nicht akzeptabel. So erwacht seine Vision, eine sanftere und natürlichere Behandlungsform zu entwickeln, wieder stärker in ihm und drängt ihn zu einer Entscheidung:

> *„Es war schon immer sein Wunsch gewesen, die von der Krankheit selbst erzeugten Substanzen (also die als Vakzine verwendeten Darmbakterien) durch reinere Arzneien zu ersetzen; und so beschloß er, sich in Zukunft der Erforschung dieses Problems zu widmen."*
> *(Nora Weeks, Edward Bach, Entdecker der Blütentherapie, Sein Leben – seine Erkenntnisse, Hugendubel 1996, S.39-40) .*

In seinem Vortrag *„Die Wiederentdeckung der Psora"*, den er 1928 vor der Britischen Gesellschaft für Homöopathie hält, spricht Bach sehr deutlich über seine Vision einer sanfteren Pflanzenheilkunde und die noch bestehenden Hindernisse:

> *„Ich wünschte, es wäre möglich, Ihnen sieben Heilpflanzen vorzustellen, anstatt sieben Bakteriengruppen, denn es scheint immer eine gewisse Zurückhaltung zu bestehen, bei der Behandlung pathologischer Zustände etwas zu verwenden, das mit Krankheit zu tun hat . [...] Eine Angelegenheit jedoch ist noch nicht geklärt [...]. Dieser wesentliche Aspekt ist die Polarität. [...] Vielleicht wird irgendwann in der Zukunft eine neue Form der Potenzierung entdeckt, die die Polarität der einfachen Elemente und Pflanzen umkehren kann [...].*
> *(Dr. Edward Bach, Gesammelte Werke, Von der Homöopathie zur Bach-Blütentherapie, Aquamarin-Verlag, Grafing, 5. Auflage 2003, ISBN 3-89427-242-2, S. 272-273)*

Ebenfalls in diesem Vortrag äußert sich Bach sehr klar bezüglich der Definition von Krankheit aus spiritueller Sicht. Das folgende Zitat verweist hier auf einen neuen Erkenntnisschritt:

> *„Die Wissenschaft nähert sich der Einsicht, dass das Leben Harmonie ist – in Einklang und Einstimmung -, und dass Krankheit oder Missklang oder*

Missstimmung da besteht, wo ein Teil des Ganzen nicht im harmonischen Zusammenklang schwingt."
(Dr. Edward Bach, Gesammelte Werke, Von der Homöopathie zur Bach-Blütentherapie, Aquamarin-Verlag, Grafing, 5. Auflage 2003, ISBN 3-89427-242-2, S. 264)

Bach erkennt deutlich, dass die neuen Pflanzenmittel und ihre Potenzierung auf eine völlig andere Art und Weise entdeckt werden müssen. Waren seine Forschungen bislang vor allem das Ergebnis wissenschaftlicher Analyse, gilt es nun, sich noch mehr auf die eigene Intuition und die innere Führung zu verlassen. Bach spürt, dass London für seine neue Art der Forschung nicht der geeignete Ort ist und dass es Zeit würde, diese Stadt und sein altes Leben zu verlassen.

„Seine außergewöhnliche intellektuelle Begabung hatte ihn befähigt, zahlreiche wissenschaftliche Entdeckungen zu machen, […]. Aber jetzt fühlte er ganz deutlich, daß in ihm eine Art göttliche Inspiration erwachte, das intuitive Wissen um die verborgenen Heilkräfte der Natur. Von diesem inneren Wissen geleitet, fühlte er sich stark genug, alle wissenschaftlichen und „künstlichen" Heilverfahren hinter sich zu lassen und zu den einfachen Prinzipien der Natur zurückzukehren."
(Nora Weeks, Edward Bach, Entdecker der Blütentherapie, Sein Leben – seine Erkenntnisse, Hugendubel 1996, S.47-48) .

7. Jahrsiebt: Edward Bachs Lebensjahre von 1928 bis 1935

Das 7. Lebensjahrsiebt umfasst den Zeitraum vom 43. bis zum 49. Lebensjahr eines Menschen. Betrachten wir den Entwicklungsprozess des reifenden Menschen, so befindet er sich in dieser Lebensphase auf der Ebene des 7. Chakras.

Die Themen des 7. Chakras sind Selbstverwirklichung, höchste Erkenntnis, Weisheit, Spiritualität, Erleuchtung und Einheit.

Die zentrale Lernaufgabe des 7. Chakras besteht darin, die Dualität der Schöpfung zu überwinden und zur höchsten Erkenntnis – der Erleuchtung – zu gelangen.

Im Lebensweg von Edward Bach ist dieser Entwicklungsprozess der 7. Chakraebene deutlich erkennbar. Edward Bach erkennt Krankheit als Korrektiv, welches dem Menschen signalisiert, dass er seinen Weg zur Erkenntnis verloren hat und aus der göttlichen Einheit herauszufallen droht. Mit zunehmendem Zugang zur göttlichen Weisheit entwickelt Bach ein Blütensystem, welches feinstoffliche Impulse setzt, um den Menschen auf dem Heilungs- und damit dem Erleuchtungswege zu unterstützen. Mit der Erkenntnis um die Erlöserblüten schließt das Heilungssystem von Edward Bach auch die Ebene der Erleuchtung ins Heilungsgeschehen ein.

Im September 1928 verspürt Bach plötzlich den intuitiven Impuls, nach Wales, in das Land seiner Vorfahren, zu reisen. Geführt von seiner inneren Stimme und seinen höheren Eingebungen entdeckt Bach hier die ersten zwei seiner 12 Heilerblüten, *Impatiens* und *Mimulus,* und etwas später die dritte Heilerblüte *Clematis.*

Ende 1929 gibt Bach alle anderen Behandlungsmethoden auf und arbeitet ausschließlich mit diesen drei Pflanzenmitteln. Er verabreicht sie den Patienten entsprechend ihrer Gemütszustände und Persönlichkeitsmerkmale.

Im Februar 1930 veröffentlicht er in der *Homoeopathic World* unter dem Titel *„Einige neue Arzneimittel und Anwendungsbereiche"* seine neuesten Erkenntnisse.

Edward Bach

Im Mai 1930 entschließt sich Edward Bach, London endgültig zu verlassen und sich ganz seiner neuen Aufgabe zu widmen. Das Wissen um diese neue Aufgabe wurde zur Gewissheit:

> „Ihn interessierte nur eines, und je länger er darüber nachdachte, um so unerschütterlicher wurde seine innere Gewissheit: Die Aufgabe, die er zu erfüllen hatte, lag in einer anderen Richtung. Was er suchte, war nur unter den Bäumen und Pflanzen der freien Natur zu finden: Heilmittel, welche die Natur selbst schon für die Menschheit bereithielt, die sozusagen nur darauf warteten, entdeckt zu werden. Er war sich auch bewusst, dass er die göttliche Gabe besaß, mit seinen Händen zu heilen – so war der Traum seiner Kindheit tatsächlich wahr geworden."
> (Nora Weeks, Edward Bach, Entdecker der Blütentherapie, Sein Leben – seine Erkenntnisse, Hugendubel 1996, S.47)

Weder sein beruflicher Erfolg noch seine finanzielle Sicherheit oder andere Menschen können Bach von seinem Entschluss abbringen.

> „[...] Er brach zu seinem großen Abenteuer auf, ohne dem Wohlstand und dem Ruhm, den er zurückließ, im geringsten nachzutrauern. Seine Reiseziel war Wales.. [...] Schon lange hatte er Sehnsucht empfunden nach den friedlichen Feldwegen, nach Wiesen und Wäldern, und als er sich nun dem Ziel seiner Wünsche näherte, war er so glücklich wie ein Schuljunge, den man endlich aus einem muffigen Klassenzimmer entlassen hatte."
> (Nora Weeks, Edward Bach, Entdecker der Blütentherapie, Sein Leben – seine Erkenntnisse, Hugendubel 1996, S.50)

Edward Bach geht in ein kleines walisisches Dorf in der Nähe von *Betws-y-Coed* in Nordwales. *Betws-y-Coed* bedeutet übersetzt *Bethaus im Wald* und liegt heute im Nationalpark *Snowdonia*, welcher bekannt ist für seine einzigartige Gebirgslandschaft mit spektakulären Bergketten und grandiosen Wasserfällen. Als er in seinem neuen Zuhause seine Koffer auspackt, erwartet ihn eine Überraschung:

> „[...] Er stellte fest, daß ein Koffer, in dem er Mörser und Stößel vermutet hatte, die er zur Zubereitung seiner pflanzlichen Heilmittel hatte verwenden wollen, bis obenhin mit Schuhen angefüllt war. Schon bald allerdings sollte sich dieser Fehler als Segen erweisen. Denn kurze Zeit später entdeckte er eine neue Methode der

Heilmittelzubereitung, die weder die Verwendung eines Mörsers noch eines Stößels erforderte. Aber dafür brauchte er die Schuhe um so dringender. [...]
(Nora Weeks, Edward Bach, Entdecker der Blütentherapie, Sein Leben – seine Erkenntnisse, Hugendubel 1996, S.50-51)

In den nächsten fünf Jahren ist Bach vom Beginn des Frühlings bis zum Spätherbst zu Fuß unterwegs und wandert auf der Suche nach immer neuen Heilpflanzen durch ganz Wales, später auch durch Ost- und Südengland. Auf seinen Wanderungen studiert er die Vielfalt der Pflanzenwelt, in dem er Standort, Farbe, Gestalt, Anzahl der Blütenblätter, Bodenbeschaffenheit usw. untersucht. Letztlich sind Bachs Entdeckungen jedoch nicht die Ergebnisse botanischer Forschung, sondern Folge seiner zunehmend sich entwickelnden Sensitivität.

„Er stellte fest, daß er Dinge spüren, sehen und hören konnte, die ihm bis dahin nicht bewusst gewesen waren. Sein hoch entwickelter Tastsinn befähigte ihn, die Vibrationen und die Kraft zu spüren, die von jeder Pflanze abgestrahlt wurden, [...] Und sein Körper reagierte auf diese Schwingungen so empfindlich, daß Bach auf die Wirkungen der betreffenden Pflanze augenblicklich reagierte. [...] Manche übten auf seinen Geist und Körper einen stärkenden und belebenden Einfluss aus; andere verursachten ihm Schmerzen und Brechreiz, Fieber, Ausschläge und ähnliches mehr.“
(Nora Weeks, Edward Bach, Entdecker der Blütentherapie, Sein Leben – seine Erkenntnisse, Hugendubel 1996, S.55)

Auch die Entdeckung der *Sonnenmethode*, wie Bach sein neues Verfahren zur Potenzierung der Heilmittel nennt, ist seiner Intuition und den damit verbundenen hellfühligen und hellsichtigen Fähigkeiten zu verdanken. Mit der Sonnenmethode hat Bach nicht nur das Problem der Polarität gelöst, sondern auch ein einfaches Verfahren gefunden, welches in der freien Natur ohne Zuhilfenahme von Labortechnik durchführbar ist.

In seiner Schrift *„Einige fundamentale Überlegungen zu Krankheit und Heilung“*, die Bach in der *Homoeopathic World* 1930 veröffentlicht, beschreibt er das Zusammenspiel der Elemente in diesem Verfahren:

„[...] Hier sei angemerkt, dass bei diesem Prozess alle vier Elemente beteiligt sind: Die Erde, um die Pflanze zu ernähren, die Luft als ihr Atem, die Sonne, das Feuer,

das seine Kraft mitteilen durfte, und das Wasser, um die wohltätige, magnetische
Heilungskraft zu sammeln."
(Dr. Edward Bach, Gesammelte Werke, Von der Homöopathie zur Bach-Blütentherapie, Aquamarin-
Verlag, Grafing, 5. Auflage 2003, ISBN 3-89427-242-2, S. 243)

Zugleich weist Bach seine ärztlichen Kollegen auf die Einfachheit der Methode und das universelle Schöpfungsprinzip hin:

„[...] Die Einfachheit dieser Methode soll Sie aber nicht abhalten, von ihr Gebrauch
zu machen. Sie werden feststellen: Je weiter Ihre Forschungen gedeihen, desto
tiefer werden Sie die grundsätzliche Einfachheit aller Schöpfung erkennen. [...]
(Dr. Edward Bach, Gesammelte Werke, Von der Homöopathie zur Bach-Blütentherapie, Aquamarin-
Verlag, Grafing, 5. Auflage 2003, ISBN 3-89427-242-2, S. 242-243)

Die Erkenntnis der Einfachheit der Schöpfung und des universellen Gesetzes der Polarität und Einheit zeigt sich darin, wie Bach in seiner Schrift Krankheit und Heilung aus spiritueller Sicht betrachtet:

„Um Krankheit – ihren Zweck, ihr Wesen und ihre Heilung – zu verstehen, müssen
wir auch etwas vom Grund unseres Daseins begreifen und von den Gesetzen
unseres Schöpfers in Bezug auf uns selbst. Es kommt darauf an zu erkennen, dass
der Mensch zwei Aspekte besitzt, einen geistigen und einen körperlichen. Von
diesen beiden ist der körperliche von unendlich geringerer Bedeutung. Unter der
Führung unseres geistigen Selbst, unseres unsterblichen Lebens, wird der Mensch
geboren, um Wissen und Erfahrung zu erwerben und um sich als körperliches
Wesen zu vervollkommnen. Der materielle Körper allein ist ohne die Verbindung mit
dem Geistigen eine leere Hülle, gleich einem Stück Kork auf den Wellen. Wo aber
Einheit ist, da ist Leben eine Freude, ein spannendes interessantes Abenteuer, eine
Reise, die Glück, Gesundheit und Wissen bringt."
(Dr. Edward Bach, Gesammelte Werke, Von der Homöopathie zur Bach-Blütentherapie, Aquamarin-
Verlag, Grafing, 5. Auflage 2003, ISBN 3-89427-242-2, S. 224)

Bis Ende Juli 1930 verbringt Bach den Sommer in *Abersoch,* einem kleinen Fischerdorf unweit von *Pwlheli,* an der westwalisischen Küste. Hier schreibt er sein berühmtes Werk *„Heile dich selbst",* das zur Einführung seines neuen Heilverfahrens dienen soll und zugleich seine spirituellen Einsichten und Erkenntnisse über Krankheit und Heilung widerspiegelt. Er beschreibt geistig-seelische Störungen als Ursache von Krankheit und Leid und deren Auswirkungen auf den Körper des Menschen. Gleichzeitig vermittelt Bach die Botschaft der wahren Heilung: *Heal thyself* bedeutet, den inneren Heiler in sich zu entfalten:

> *„Aus eigener Erfahrung und aufgrund der genauen Beobachtung anderer wußte Bach, daß der Mensch – allerdings meistens, ohne sich dessen bewußt zu sein – mit allen Kenntnissen und aller Weisheit ausgestattet ist,*
> *die er braucht, um ein erfülltes und freudenvolles Leben zu führen – und daß uns diese Weisheit durch unsere Intuition und die Instinkte zuteil wird."*
> (Nora Weeks, Edward Bach, Entdecker der Blütentherapie, Sein Leben – seine Erkenntnisse, Hugendubel 1996, S.60)

Um seine Erkenntnisse und sein Wissen mit möglichst vielen Menschen zu teilen, bietet Bach sein Manuskript einigen Londoner Verlegern an. Doch keiner ist zunächst bereit, dieses revolutionäre Werk zu verlegen. Erst im Frühjahr 1931 wird es schließlich veröffentlicht.

Von August 1930 bis zum Frühling 1931 lebt Bach in dem kleinen Küsten-städtchen *Cromer* in *Norfolk*. Obwohl er das ganze Land im Umkreis von Hunderten von Meilen durchwandert, findet er die nächsten 7 Blüten in der Nähe von Cromer. Mit dem Odermennig, dem *Agrimony,* der überall auf Feldern und Böschungen wächst, hat er nach *Impatiens, Mimulus* und *Clematis* seine vierte Heilerblüte gefunden. Danach folgen die Wegwarte, *Chicory,* und einige Tage später das Eisenkraut, *Vervain.* Die nächsten Pflanzen sind das Tausendgüldenkraut, *Centaury* und *Cerato,* Bleiwurz oder Hornkraut genannt. Ende September entdeckt Bach noch seine neunte Heilerblüte *Scleranthus,* den einjährigen Knäuel. Es ist die letzte Blüte, die Bach 1930 findet. Bach beschließt, den Winter in Cromer zu bleiben. Auch wenn er weiß, dass ihm zur Vervollständigung seiner 12er-Serie noch drei Blüten fehlen, beginnt er bereits, seine Patienten mit den bis dahin nun neun Heilerblüten zu behandeln.

> *„Seine therapeutischen Erfolge bestärkten ihn in der Überzeugung, er werde der Begründung einer neuen, wesentlich wirksameren Form der Heilkunde einen großen Schritt nähergekommen sein, sobald er für sämtliche der von ihm klassifizierten zwölf seelischen Grundtypen die entsprechenden Heilpflanzen gefunden habe."*
> (Nora Weeks, Edward Bach, Entdecker der Blütentherapie, Sein Leben – seine Erkenntnisse, Hugendubel 1996, S.76)

Sobald der Frühling kommt, verlässt Bach Cromer Ende März 1931 und fährt zurück nach Wales. Hier beschäftigt er sich auf weiteren Wanderungen unaufhörlich mit seiner Aufgabe und den Heilmitteln, die er noch braucht, um sein Werk zu vollenden.

> *„[...] Er sah den Plan seiner künftigen Arbeit in aller Deutlichkeit vor sich und begriff, dass der Weg, der noch vor ihm lang, nicht leicht sein würde. [...]"*
> *(Nora Weeks, Edward Bach, Entdecker der Blütentherapie, Sein Leben – seine Erkenntnisse, Hugendubel 1996, S.88)*

Seiner Intuition und Eingebung folgend, reist Bach nach Südengland, in die Grafschaft *Sussex* in der Nähe von Brighton. Hier entdeckt er die zehnte Heilerblüte, die Sumpfwasserfeder, *Water Violet*. Die elfte Blüte, den Herbstenzian, *Gentian*, findet er Ende September 1931 wieder in der Nähe von Cromer im kentischen Hügelland. Die letzte der 12 Heilerblüten, von der Bach weiß, dass es eine der wichtigsten sein würde, soll er erst im Sommer 1932 finden. *Rock Rose,* das gelbe Sonnenröschen, vervollständigt die Reihe, die er nun als „Zwölf Heiler" bezeichnet.

Bach weiß, dass er mit den „Zwölf Heilern" seine Aufgabe erst zum Teil erfüllt hat, und dass es noch weitere Pflanzen zu finden gilt, die sich in ihrer Wirkung von den Heilerblüten unterscheiden werden.

> *„Jetzt, da er die für die Heilung der zwölf wichtigsten Persönlichkeitstypen geeigneten Mittel gefunden und ihre Wirkung nachgewiesen hatte, war Bach in Gedanken bereits mit einer Serie weiterer Heilmittel befaßt. [...] Soviel wußte er schon: die nächste Serie von Heilmitteln sollte auf Seelenzustände abgestellt sein, die hartnäckiger und chronischer wären als die Seelenzustände der ersten Gruppe. [...]"*
> *(Nora Weeks, Edward Bach, Entdecker der Blütentherapie, Sein Leben – seine Erkenntnisse, Hugendubel 1996, S.101)*

Bach entschließt sich, für eine Weile aus Cromer fortzugehen. Er kommt nach *Marlow* an der Themse. Hier findet er die notwendige Ruhe und Abgeschiedenheit, um sich ganz der Entdeckung der zweiten Blütenserie zu widmen. Diese vollständige zweite Serie bezeichnet er später als „die sieben Helfer". Edward Bach weiß genau, was er sucht:

„Mit jenen neuen Mitteln also hoffte Edward Bach all jenen helfen zu können, die bereits so lange Zeit krank waren, daß ihre Reizbarkeit, ihre Hoffnungslosigkeit und ihre Überbesorgtheit gleichsam Bestandteil ihres Wesens geworden waren. Bach fühlte, daß nur besonders kraftvolle Heilmittel diesen Zweck erfüllen konnten, und wußte intuitiv, daß er solche Heilenergien nur in den Blüten von Pflanzen, Sträuchern und Bäumen finden werde, die in großer Anzahl auf sehr engem Raum zusammenwachsen [...].“
(Nora Weeks, Edward Bach, Entdecker der Blütentherapie, Sein Leben – seine Erkenntnisse, Hugendubel 1996, S.101)

Die ersten beiden Heilmittel dieser neuen Serie sind die Blüten des Stechginsters, *Gorse* und die weiblichen Blüten der Eiche, *Oak*. Bach will dieses Heilmittel aus den Eichen herstellen, die in der Nähe von Cromer wachsen und so kehrt er im April 1933 hierhin zurück. Während der Jahre, die Bach in Cromer verbringt, nehmen seine intuitiven Fähigkeiten sowie seine Sensitivität und Hellsichtigkeit immer mehr zu.

„Bachs eigene Intuition hatte sich inzwischen soweit entwickelt, daß er bisweilen zukünftige Geschehnisse voraussagen konnte. So warnte er einmal die Fischer vor einem Sturm und nannte drei Wochen im voraus genau den Tag, an dem das Unwetter heraufziehen werde. [...]“
(Nora Weeks, Edward Bach, Entdecker der Blütentherapie, Sein Leben – seine Erkenntnisse, Hugendubel 1996, S.113)

Im Herbst 1933 entdeckt Bach zwei weitere Mittel, *Heather* und *Rock Water*, die er zusammen mit *Gorse* und *Oak* zunächst unter der Bezeichnung „die vier Helfer“ zu einer Serie zusammenfasst. Fortan behandelt er seine Patienten nun mit den 12 Heilern und den 4 Helfern und publiziert darüber, allerdings in der Gewissheit, dass noch 3 Pflanzen fehlen.

„Und obwohl er inzwischen wußte, daß er zur Vervollständigung der Serie noch drei weitere Heilpflanzen brauchte, beschloß er, zunächst seine bisherigen Ergebnisse zu veröffentlichen[...]. Außerdem hatte er bereits genaue Überlegungen hinsichtlich der Persönlichkeitstypen und der Seelenzustände angestellt, für deren Heilung die drei noch ausstehenden Arzneien bestimmt sein sollten. Er war sich auch schon darüber im Klaren, welche Bäume und Pflanzen diesen Zweck erfüllen konnten.“
(Nora Weeks, Edward Bach, Entdecker der Blütentherapie, Sein Leben – seine Erkenntnisse, Hugendubel 1996, S.108)

Bachs Fähigkeit, ganz seiner Intuition und seiner höheren Führung zu vertrauen und stets den ersten Eingebungen zu folgen, ist der Grund für seine großen Heilerfolge. Dies stärkt ihn in seiner Gewissheit,

> *„[...] daß der Mensch mittels seiner Intuition und seines Instinktes mit der großartigen Quelle aller Weisheit verbunden ist, jener Macht, der nichts unmöglich ist."*
> (Nora Weeks, Edward Bach, Entdecker der Blütentherapie, Sein Leben – seine Erkenntnisse, Hugendubel 1996, S.117)

Die nächsten beiden Pflanzen, nach denen Bach sucht, sind die Blüten des Olivenbaumes, *Olive,* und die Blüten der Weinrebe, *Vine.* Da diese Pflanzen in ihrer natürlichen Umgebung in England nicht zu finden sind, lässt Bach sich diese von Freunden aus Italien und der Schweiz nach der Sonnen-methode präparieren. Die letzte und 7. Helferblüte, die Waldtrespe, *Wild Oat,* findet Bach im April 1934 im unweit von Wallingford in Berkshire gelegenen kleinen Dorf *Sotwell.* Hier hat er ein kleines Haus mit Namen „Mount Vernon" gefunden, in das er sich nun zurückziehen will.

Nach der Veröffentlichung seines Werkes *„Die zwölf Heiler und sieben Helfer"* im Juli 1934 und in dem Glauben, seine Arbeit abschließen zu können, sucht Edward Bach schließlich eine Ruhepause.
Er liebt es, im Sommer in seinem Garten zu arbeiten und während des Winters für sich selbst Möbel zu schreinern. Zu dieser Zeit hat ein Mitarbeiter Edward Bach das Haus „Wellspring" für seine Arbeit in Sotwell zur Verfügung gestellt, welches Bach nun selbst einrichtet.

> *„Es war ein prächtiges altes Haus mit Deckenbalken aus Eichenholz und breiten, offenen Kaminen, das von einem großen Garten und einem Obstgarten umgeben war, an die sich zwei Felder anschlossen. Und in seinen Mußestunden machte sich Edward Bach nun daran, die Einrichtung des Hauses selbst zu zimmern [...]."*
> (Nora Weeks, Edward Bach, Entdecker der Blütentherapie, Sein Leben – seine Erkenntnisse, Hugendubel 1996, S.120)

Diese handwerklichen Tätigkeiten sind für Bach wichtig, um sich in seinen heilerischen Fähigkeiten und seiner zunehmenden Sensitivität immer wieder zu erden.

Edward Bach

„Auch Bachs Heilkräfte hatten sich inzwischen noch weiter entfaltet. Manch einer brauchte ihn nur anzusehen, und sei es auch nur aus der Ferne, um zu fühlen, wie ein Strom von Lebenskraft in ihm zu fließen begann. [...]
(Nora Weeks, Edward Bach, Entdecker der Blütentherapie, Sein Leben – seine Erkenntnisse, Hugendubel 1996, S.115)

Wie immer, wenn Bach eine neue Aufgabe und Erkenntnisstufe vorausahnt, befällt ihn plötzlich erneut eine starke innere Unruhe. Edward Bach spürt deutlich, dass es noch weitere Pflanzen zu finden gilt und er weiß, dass er diese auf eine ganz andere Art und Weise entdecken wird.

Die Entdeckung seiner zweiten 19 Heilmittel von März bis August 1935 soll ein leidvoller und schmerzhafter Prozess werden, der ihm übermenschliche Kräfte abverlangt und ihn in seinem Glauben immer wieder prüft. Jeder Entdeckung der 19 Heilpflanzen, die Bach in den nächsten sechs Monaten findet, gehen unermessliche körperliche und seelische Qualen voraus.

„Sein ganzer Körper war ausgerechnet in der heißesten Jahreszeit tagelang von einem äußerst unangenehmen Ausschlag überzogen, der unaufhörlich brannte und juckte. In einer anderen Phase brachen beständig Geschwüre an seinen Beinen auf, die von den Knöcheln bis zu dem Knie völlig wund waren; die Haare fielen ihm aus, und er verlor fast das Augenlicht. [...]
(Nora Weeks, Edward Bach, Entdecker der Blütentherapie, Sein Leben – seine Erkenntnisse, Hugendubel 1996, S.123)

Zu diesem Zeitpunkt ist Edward Bach bereits auf einer spirituellen Entwicklungsstufe angelangt, die es ihm ermöglicht, auf der Grundlage seines Altruismus, seiner Güte und seines tiefen Mitgefühls für alle fühlenden Wesen, das Leid der Welt in sich aufzunehmen, um einen Weg zu finden, dieses zu transformieren. Diese Fähigkeit lässt sich in etwa mit der buddhistischen *Tonglen*-Meditation vergleichen. Das Wesen der wahren Buddhaschaft besteht darin, alle Wesen von ihrem Leiden zu befreien. In seinem letzten Jahrsiebt hat Edward Bach diese Bodhisattva-Ebene des Kronenchakras erreicht. Als großer geistiger Führer und Lehrer hat Edward Bach die Wahrheit entdeckt und sein Leben und sein Werk in den Dienst der Menschheit gestellt.

„Er durchlitt nicht nur die negativen Seelenzustände, zu deren Harmonisierung die neuen Heilpflanzen erforderlich waren, sowie schwerste körperliche Krankheits-

33

zustände. Seine Sensibilität war außerdem dermaßen gesteigert, daß er oftmals bereits Stunden, bevor er von einem Patienten aufgesucht wurde, dessen gesamte Krankheitssymptome in sich aufgenommen hatte."
(Nora Weeks, Edward Bach, Entdecker der Blütentherapie, Sein Leben – seine Erkenntnisse, Hugendubel 1996, S.123)

Getragen von der Sinnhaftigkeit seiner Aufgabe, kann Edward Bach alle diese Prüfungen annehmen.

„Bachs „freiwillige" Unterwerfung unter derartige Erfahrungen erforderte außergewöhnlich viel Mut und Glaubenskraft. [...] Allein sein ungewöhnlicher Mut und sein brennender Wunsch, die für die Heilung fremden Leides notwendigen Pflanzen aufzufinden, gaben ihm die Kraft, durchzuhalten. Obwohl er bisweilen kaum mehr stehen oder sitzen konnte, gönnte er sich keine Ruhepause und schonte sich nicht. [...]"
(Nora Weeks, Edward Bach, Entdecker der Blütentherapie, Sein Leben – seine Erkenntnisse, Hugendubel 1996, S.121)

Im März 1935, kurz vor der Entdeckung der ersten Blüte dieser zweiten neuen Serie, leidet Bach unter einer schweren Sinusitis mit starken Kopfschmerzen.

„[...] Die Schmerzen waren von solcher Intensität, daß er in seiner Verzweiflung schon fast glaubte, er werde den Verstand verlieren. Er wußte, daß er auf der Schwelle zur Entdeckung des zur Behandlung dieses Zustandes geeigneten Mittels stehe. [...]"
(Nora Weeks, Edward Bach, Entdecker der Blütentherapie, Sein Leben – seine Erkenntnisse, Hugendubel 1996, S.122)

In diesem Zustand begegnet Bach eines Morgens den wunderschönen weißen Blüten der Kirsch-Pflaume *(Cherry Plum)*. Da im März die Blüten erst wenig Sonnenkraft getankt haben, legt Bach die Blüten in kochendes Wasser und lässt sie eine Stunde sieden. Als die Flüssigkeit abgekühlt und abgeseiht ist, nimmt Bach ein paar Tropfen der Essenz ein und seine seelischen und körperlichen Symptome verschwinden augenblicklich.

In den folgenden Wochen und Monaten vollzieht sich dieser Prozess vom plötzlichen Auftreten einer akuten Symptomatik über die Entdeckung der entsprechenden Blüte bis zum Heilungsprozess noch weitere achtzehnmal, bis Bach im August 1935 das letzte Heilmittel der zweiten Serie gefunden hat. Zunächst begegnen ihm die Heilkräfte in den Blüten und Pflanzenbestandteilen unterschiedlicher Bäume: *Elm, Pine, Larch, Willow, Aspen, Hornbeam, Sweet Chestnut, Beech, Crap Apple, Walnut, Red Chestnut, Chestnut Bud, White Chestnut* und *Holly.* Die letzten vier Blüten, die er findet, sind *Honeysuckle, Wild Rose, Star of Bethlehem* und *Mustard.* Bis auf *White Chestnut,* dass er durch die Sonnenmethode gewinnt, bereitet Bach alle anderen Mittel nach seiner neuen Kochmethode zu.

Nach den unvorstellbaren körperlichen und seelischen Anstrengungen der letzten Monate ist Bach einerseits restlos erschöpft, andererseits glücklich über den Erfolg seiner Heilmethode. Nicht nur die Zahl seiner Patienten wächst, auch bitten nun zahlreiche Menschen Edward Bach darum, in die Grundsätze und Anwendung der Blütentherapie eingewiesen zu werden. Gleichzeitig bekommt er aus dem In- und Ausland sowohl von ärztlichen Kollegen als auch von medizinischen Laien unzählige positive Erfahrungsberichte.

Im September 1936 erscheint sein überarbeitetes Werk *„Die zwölf Heiler und andere Heilmittel"*, in dem er die 38 Heilmittel und ihre Zugehörigkeit zu 7 Hauptgruppen festlegt.

Am 24. September 1936, seinem 50. Geburtstag, hält Edward Bach einen Vortrag bei einem Freimaurer-Treffen, in dem er über die Hauptprinzipien seiner Blütentherapie referiert und seine spirituellen Erkenntnisse über das Wesen von Krankheit und die göttliche Dimension von Heilung deutlich macht.

> *„Brüder, es wird uns gelehrt, dass ein vitales, unsterbliches Prinzip in uns wohnt. Der Mensch hat über alle Jahrhunderte hinweg, wie wir aus der geschichtlichen Überlieferung wissen, daran geglaubt, dass etwas in ihm ist, das größer und wunderbarer als sein Körper ist und nach dessen Tode weiterlebt. [...] Je heller dieser Funke der Göttlichkeit ins uns leuchtet, desto mehr strahlt unser Leben Seine Sympathie, Sein Mitgefühl und Seine Liebe aus, desto mehr werden wir von unseren Mitmenschen geliebt und wird auf uns hingewiesen mit den Worten: „Da geht ein gottgleicher Mensch." [...]"*
>
> (Dr. Edward Bach, Gesammelte Werke, Von der Homöopathie zur Bach-Blütentherapie, Aquamarin-Verlag, Grafing, 5. Auflage 2003, ISBN 3-89427-242-2, S. 40)

Das Wissen um die eigene Göttlichkeit ist es, was den Menschen letztlich befreit und heilt.

Vier Wochen nach diesem Vortrag verlässt der große Heiler und „gottgleiche Mensch" Edward Bach am Abend des 27. November 1936 diese Welt, um sein Leben und sein Werk in der anderen Welt fortzuführen.

Sehet her, ich werde leben immer dar...

Die 12 Heilerblüten

„Wie Gott uns in seiner Gnade Nahrung zum Essen gegeben hat, so hat Er unter die Blumen des Feldes schöne Pflanzen gesetzt, die uns heilen, wenn wir leidend sind. [...] Jede dieser Pflanzen korrespondiert mit einer der Qualitäten, und ihre Bestimmung ist es, diese Qualität zu stärken, auf dass die Persönlichkeit sich über den Fehler erheben kann, der gerade der Stolperstein ist. Die folgende Liste zeigt die Qualität (Tugend), den Fehler (Schwäche) und das Heilmittel, das der Persönlichkeit hilft, den Fehler aufzulösen."
(Dr. Edward Bach, Gesammelte Werke, Von der Homöopathie zur Bach-Blütentherapie, Aquamarin-Verlag, Grafing, 5. Auflage 2003, ISBN 3-89427-242-2, S. 148-149)

Fehler	Blüte	Tugend
Zwang	Chicory	Liebe
Angst	Mimulus	Mitgefühl
Ruhelosigkeit	Agrimony	Friede
Unentschlossenheit	Scleranthus	Standhaftigkeit
Gleichgültigkeit	Clematis	Freundlichkeit
Schwäche	Centaury	Stärke
Zweifel	Gentian	Verständnis
Fanatismus	Vervain	Toleranz
Unwissenheit	Cerato	Weisheit
Ungeduld	Impatiens	Vergebung
Schrecken	Rock Rose	Mut
Kummer	Water Violet	Freude

(Dr. Edward Bach, Gesammelte Werke, Von der Homöopathie zur Bach-Blütentherapie, Aquamarin-Verlag, Grafing, 5. Auflage 2003, ISBN 3-89427-242-2, S. 149)

Die 12 Heilerblüten stehen für 12 grundlegende Seelenqualitäten, welche in ihrer Gesamtheit die **seelische Konstitution** eines Menschen bilden. Dabei finden sich bei jedem Menschen stets alle 12 Seelenqualitäten wieder, jedoch in einer individuellen Zusammensetzung und Ausprägung.

Die Zahl 12 ist nicht zufällig entstanden, sondern spiegelt ein grundlegendes Weisheitsmuster. Wir finden die 12 in verschiedensten, ähnlichen Konzepten anderer Weisheitsschulen. Die 12 bildet als vollendeter Zyklus die kosmische Ordnung. Als 3 x 4 ist sie sowohl geistige (3) als auch weltliche (4) Ordnung, das Esoterische und das Exoterische. Es gibt die 12 Zeichen des Tierkreises, 12 astrologische Häuser und 12 Monate des Jahres, 12 Stunden des Tages und der Nacht, 12 Früchte des Lebensbaumes.

Die von Bach gegebenen 12 Seelenzustände entsprechen den Beschreibungen der 12 Tierkreiszeichen der Astrologie, welche entsprechend der Geburtszeit des Menschen dessen vorherrschende Persönlichkeitsmerkmale skizzieren.

Bach stellt diesen Bezug selbst unmissverständlich her. Er lässt also keinen Zweifel daran, in welchem Kontext er die 12 Heilerblüten ansiedelt:

> *„Grundsätzlich gibt es zwölf ursprüngliche Persönlichkeitstypen, und von jedem einen positiven und einen negativen Aspekt. Diese Persönlichkeitstypen zeigt uns der Mond, je nachdem in welchem Zeichen des Tierkreises er sich zur Stunde der Geburt aufhielt. So gelangen wir zu folgenden Stichpunkten:*
>
> 1. *Der Persönlichkeitstyp*
> 2. *Sein Ziel und seine Arbeit im Leben*
> 3. *Das Heilmittel, das ihn bei dieser Arbeit unterstützen wird*
>
> *Wir als Heiler haben es nur mit den negativen Aspekten der zwölf Typen zu tun. Das Geheimnis des Lebens besteht darin, unserer Persönlichkeit treu zu sein und Einmischungen von äußeren Einflüssen nicht zu dulden."*
> *(Dr. Edward Bach, Gesammelte Werke, Von der Homöopathie zur Bach-Blütentherapie, Aquamarin-Verlag, Grafing, 5. Auflage 2003, ISBN 3-89427-242-2, S. 120-121).*

Wir haben uns also vorzustellen, dass jeder Mensch alle 12 grundlegenden Seelenzustände (oder Seelenqualitäten) in sich trägt, in unterschiedlicher, individueller Zusammensetzung und Ausprägung, wobei ein Seelenzustand (eine bestimmte der 12 Qualitäten) in wahrnehmbarer Weise besonders hervortritt. Dieser prägt den Persönlichkeitstyp des Menschen.

Aufgabe eines jeden Menschen ist es grundsätzlich, alle 12 Seelenzustände im Sinne eines inneren Wachstums lichtvoll zu entwickeln, wobei jedoch dabei der vorherrschenden Seelenqualität eine besondere Bedeutung zukommt. Die Entwicklung der vorherrschenden Seelenqualität erfordert besondere Anstrengung und Achtsamkeit, da ihre Entwicklung schwieriger ist. Gleichzeitig ist es eine besonders bedeutsame Arbeit, da diese besondere Seelenqualität den Menschen nicht umsonst prägt. Die individuelle Zusammensetzung der 12 Seelenzustände im Sinne einer Konstitution ist von karmischer Relevanz. Die Konstitution ist dem Menschen für dieses Leben in genau der Weise gegeben worden, die er benötigt, um die anstehende Lebensaufgabe zu bewältigen. Die individuelle Konstitution ist also ein notwendiges Rüstzeug für dieses Leben. Dieses Verständnis der seelischen Konstitution bei Bach deckt sich genau mit den Darstellungen und Vorstellungen im Ayurveda. Wichtig ist es, zu begreifen, dass die Unausgewogenheit der Seelenzustände, also die individuelle Zusammensetzung und Ausprägung, an sich keinen Krankheitswert besitzt. Im Gegenteil: Wie dargestellt benötigen wir die Unausgewogenheit zur Bewältigung unseres Karmas. Ziel einer Behandlung ist es also niemals, die Konstitution zu verändern, etwa im Sinne einer völlig missverstandenen „neuen Balance" oder „Harmonie". Der behandlungsbedürftige Krankheitswert entsteht immer dann, wenn der Mensch die 12 Seelenzustände nicht konstruktiv weiterentwickelt im Sinne einer lichtvollen Reifung (nach Bach: Tugend), sondern aus Bequemlichkeit die Entwicklung der Schattenseite (nach Bach: Fehler) der Seelenqualitäten zulässt. Als Folge gewinnen die problematischen Qualitäten der Seelenzustände (die geistigen Fehler) die Oberhand, bestimmen unser Handeln und hindern uns an unserem Lebensweg.

> **Die 12 Heilerblüten korrigieren die Fehlentwicklungen der 12 grundlegenden Seelenqualitäten.**

Sehen wir uns nun die 12 Heilerblüten in ihrer Zuordnung zu den 12 Tierkreiszeichen an, um die jeweilige Seelenqualität innerhalb der Gesamtkonstitution differenziert darzustellen.

1. Mimulus

Konstruktiv zu entwickelnde Tugend:	**Mitgefühl**
Schattenseite der Seelenqualität (Fehler):	**Angst**
Zugeordnetes Tierkreiszeichen:	**Krebs**

Wir befinden uns auf der Seelenebene. Die 12 Heilerblüten entsprechen den 12 grundlegenden Seelenqualitäten, die in ihrer Gesamtheit die seelische Konstitution des Individuums bilden. Eine der 12 auszubildenden Seelenqualitäten stellt in ihrer tugendhaften Ausbildung das *Mitgefühl* dar. Gelingt es nicht, *Mitgefühl* als Tugend auszubilden, so entwickelt sich stattdessen die Schattenseite der Seelenqualität, der geistige Fehler. Dieser ist interessanterweise die *Angst*. Sehen wir uns zunächst an, wie Bach die Schattenseite der Seelenqualität beschreibt:

Beschreibung der Schattenseite der Seelenqualität nach Bach

> *„Mimulus ist von Furcht erfüllt. Diese Menschen versuchen kraftlos, ihren Verfolgern zu entkommen, aber sie scheinen wie hypnotisiert und erdulden still und ohne Widerstand ihre Angst. In der Regel entschuldigen sie sich häufig."*
> (Dr. Edward Bach, Gesammelte Werke, Von der Homöopathie zur Bach-Blütentherapie, Aquamarin-Verlag, Grafing, 5. Auflage 2003, ISBN 3-89427-242-2, S. 123).

> *„Furcht vor weltlichen, konkreten Dingen, vor Krankheit, Schmerz, Unfällen, Armut, Dunkelheit, Alleinsein, Unglück. Die Ängste des täglichen Lebens. Diese Menschen ertragen ihre Ängste, ohne zu klagen, und sprechen nur selten frei darüber zu anderen."*
> (Dr. Edward Bach, Gesammelte Werke, Von der Homöopathie zur Bach-Blütentherapie, Aquamarin-Verlag, Grafing, 5. Auflage 2003, ISBN 3-89427-242-2, S. 70).

Bei der dargestellten *Angst* geht es erkennbar nicht um bestimmte Phobien, also gerichtete, spezielle Ängste. Es handelt sich vielmehr um eine Art allgemeiner Ängstlichkeit, eine Lebensangst, Angst vor allem und jedem.
Eine solche Ängstlichkeit finden wir ebenfalls in der Beschreibung der Schattenseiten des Tierkreiszeichens Krebs:

Beschreibung Tierkreiszeichen Krebs, sofern nicht entwickelt:
Passivität, Gefühle unbeständig, mal überschwänglich, mal verhärtet; zieht sich in Traumwelt zurück; furchtsam; Angst, Geborgenheit zu verlieren; Angst vor Kritik und Liebesverlust; Angst vor dem Alleinsein; Regression, Angst, verletzt zu werden; die notwendige Tiefe an Liebe und Zärtlichkeit fehlt

Betrachten wir nun die Beschreibung des Tierkreiszeichens Krebs, sofern die besondere Seelenqualität (Tugend) konstruktiv entwickelt ist. Die besondere Qualität des Krebses ist das *Mitgefühl* und entspricht damit genau der Darstellung Bachs bezüglich der Blütenqualität Mimulus.

Beschreibung Tierkreiszeichen Krebs, sofern konstruktiv entwickelt:
Gefühlsreichtum, Sanftmut, empfindungsfähige Menschen; fähig zu tiefer seelischer Liebe; vermitteln Geborgenheit; nehmen Anteil; mühen sich um die Familie; fürsorglich

Machen wir uns den tieferen Zusammenhang zwischen der Tugend des *Mitgefühls* und dem Fehler der *Angst* als polare Aspekte der Seelenqualität des Krebses bzw. von Mimulus noch einmal deutlich:

Die Empfindung echten Mitgefühls ist gebunden an das Wissen um die Verbundenheit aller fühlenden Wesen miteinander und gründet in der Gewissheit um die Existenz und den Schutz durch die geistige Welt. Aus dieser Gewissheit lebend, gibt es keinen Raum mehr für (Lebens-)Ängste. Um die Seelenqualität des Mitgefühls zu entwickeln ist es erforderlich, Verantwortung für sich selbst zu übernehmen und die Kraft zu entfalten, für sich zu sorgen. Nur aus eigener Wertschätzung und Selbstbestimmtheit heraus kann wahre Empathie für den anderen Menschen erwachsen. Die Bewusstheit der eigenen Geborgenheit schafft den Raum für die mitfühlende Sorge um andere Menschen.
Der bequemere Weg führt in den Schatten, zur Ausbildung des korrespondierenden Fehlers, der Angst. Der bequemere Weg ist es, sich fallen zu lassen in kindliche Ängste, das Er-wachsen-werden zu verweigern und keine Verantwortung für sich zu übernehmen, um keine Fehler zu machen.

Um diesen Weg in den Fehler zu überwinden und die Reifung der Persönlichkeits-qualität des Mitgefühls zu unterstützen, kann Mimulus eingenommen werden.

Bach beschreibt das zugehörige Heilmittel Mimulus zum einen in seiner Wirkung auf der symptomatischen Ebene:

Beschreibung der Wirkung und Anwendung des Heilmittels nach Bach

> *„Um alle Angst zu bekämpfen. Angst vor Krankheit, vor Unfällen, vor unbekannten Dingen. Angst vor Menschen, vor Angehörigen, vor Fremden, vor Menschen-mengen, vor Lärm, vor dem Sprechen oder Gefragt-Werden, vor dem Alleinsein, Angst vor Feuchtigkeit, vor Kälte, vor Hitze, vor der Dunkelheit. Angst vor Komplikationen einer Krankheit oder vor Unheilbarkeit."*
> *(Dr. Edward Bach, Gesammelte Werke, Von der Homöopathie zur Bach-Blütentherapie, Aquamarin-Verlag, Grafing, 5. Auflage 2003, ISBN 3-89427-242-2, S. 102).*

An anderer Stelle erweitert Bach die Darstellung jedoch in die tiefere Bedeutung der Seelenqualität hinein und es wird erkennbar, dass die letztliche Heilung durch die Blüte Mimulus nicht im Verlust der Angst besteht, sondern in der Gewinnung der persönlichen Freiheit und der Ausbildung echten Mitgefühls als Folge des inneren Wachstums.

> *„Gehörst Du zu jenen, die sich fürchten, vor Menschen oder Umständen? Die sich tapfer zeigen, obwohl ihnen Furcht die Lebensfreude raubt? Furcht vor Dingen, die nie passieren, vor dem Morgen und was er bringen mag, vor dem Kranksein oder Verlust eines Lieben, vor Konventionen und hundert anderen Dingen?*
> *Würdest Du Dich gerne für Deine Freiheit einsetzen, hast aber nicht den Mut, Dich aus Deinen Bindungen zu lösen? Dann wird die Gauklerblume vom Ufer des klaren Baches Dich freimachen, Dein Leben zu lieben und zärtliches Mitgefühl für andere lehren."*
> *(Dr. Edward Bach, Gesammelte Werke, Von der Homöopathie zur Bach-Blütentherapie, Aquamarin-Verlag, Grafing, 5. Auflage 2003, ISBN 3-89427-242-2, S. 161).*

2. Rock Rose

Konstruktiv zu entwickelnde Tugend:	**Mut**
Schattenseite der Seelenqualität (Fehler):	**Schrecken**
Zugeordnetes Tierkreiszeichen:	**Stier**

Wir befinden uns auf der Seelenebene. Die 12 Heilerblüten entsprechen den 12 grundlegenden Seelenqualitäten, die in ihrer Gesamtheit die seelische Konstitution des Individuums bilden. Eine der 12 auszubildenden Seelenqualitäten stellt in ihrer tugendhaften Ausbildung der *Mut* dar. Gelingt es nicht, *Mut* als Tugend auszubilden, so entwickelt sich stattdessen die Schattenseite der Seelenqualität, der geistige Fehler. Dieser ist der *Schrecken*. Sehen wir uns zunächst an, wie Bach die Schattenseite der Seelenqualität beschreibt:

Beschreibung der Schattenseite der Seelenqualität nach Bach

> *„Rock Rose ist Schrecken, die schreckliche Angst vor etwas, das größer ist als materielle Dinge: Das Entsetzen vor Tod, Selbstmord oder übernatürlichen Kräften. Diese Menschen kämpfen für ihre gedankliche Freiheit."*
> (Dr. Edward Bach, Gesammelte Werke, Von der Homöopathie zur Bach-Blütentherapie, Aquamarin-Verlag, Grafing, 5. Auflage 2003, ISBN 3-89427-242-2, S. 124).

Beim dargestellten *Schrecken* geht es nicht um ein plötzliches oder kurzes Er-Schrecken. Es handelt sich vielmehr um einen tiefsitzenden *Schrecken* im Sinne einer Unfähigkeit, sich einer bestimmten Thematik zu nähern. Bach präzisiert die *Schrecken* daher nicht ohne Grund, um erkennbar zu machen, dass es sich um Themen mit metaphysischer Dimension handelt. Alles Materielle wird als Sicherheit empfunden, als plan- und beherrschbar. Das Metaphysische dagegen löst *Schrecken* aus, es wird als unbeherrschbar erlebt, als größer als die eigene Macht. Daher der Kampf, die eigene (Gedanken-)Welt, vor diesem *Schrecken* zu bewahren. Eine solche Schreckhaftigkeit finden wir ebenfalls in der Beschreibung der Schattenseiten des Tierkreiszeichens Stier:

Beschreibung Tierkreiszeichen Stier, sofern nicht entwickelt:
Fixierung auf Reichtum und Luxus; kann seine materiellen Begierden nicht zügeln; wird rechthaberisch, stur, träge, materialistisch, unflexibel

Betrachten wir nun die Beschreibung des Tierkreiszeichens Stier, sofern die besondere Seelenqualität (Tugend) konstruktiv entwickelt ist. Die besondere Qualität des Stiers ist der *Mut* und entspricht damit genau der Darstellung Bachs bezüglich der Blütenqualität Rock Rose.

Beschreibung Tierkreiszeichen Stier, sofern konstruktiv entwickelt:
Beharrliche Menschen mit der Fähigkeit, sich abzugrenzen und abzusichern; selbstbewusster, eigener Lebensstil; reiches Innenleben; Genussfähigkeit

Machen wir uns den tieferen Zusammenhang zwischen der Tugend des *Mutes* und dem Fehler des *Schreckens* als polare Aspekte der Seelenqualität des Stiers bzw. von Rock Rose noch einmal deutlich:

Ein reiches Leben umfasst nicht nur materielle Sicherheit und Reichtum, sondern ebenso einen geistig-seelischen Reichtum, die Fülle des Lebens in all ihren Dimensionen.
Um die Seelenqualität des Mutes zu entwickeln ist es erforderlich, nicht nur beharrlich an der Schaffung eines stabilen materiellen Lebens zu arbeiten, sondern sich auch der Entwicklung einer geistigen Sicherheit und seelischen Stabilität zu widmen. Nur wer sich nicht nur der materiellen Schöpfung stellt, sondern gleichermaßen auch das oftmals machtvollere seelische und geistige Wirken zu ordnen lernt, lässt die Tugend des Mutes reifen. Es resultieren Abgrenzungsfähigkeit, Selbstbewusstsein und Unabhängigkeit.
Der bequemere Weg führt in den Schatten, zur Ausbildung des korrespondierenden Fehlers, des Schreckens. Der bequemere Weg ist es, all seine Anstrengungen lediglich auf die materielle Sicherung und den materiellen Genuss hin auszurichten. Das Übernatürliche wird konsequent aus dem Leben ausgeklammert. Das, womit ich mich nicht beschäftige, kann mir auch keinen Schrecken einjagen.
Um diesen Weg in den Fehler zu überwinden und die Reifung der Persönlichkeitsqualität des Mutes zu unterstützen, kann Rock Rose eingenommen werden.

Bach beschreibt das zugehörige Heilmittel Rock Rose zum einen in seiner Wirkung auf der symptomatischen Ebene:

Beschreibung der Wirkung und Anwendung des Heilmittels nach Bach

> *„Dies ist das Erste-Hilfe-Mittel. In Fällen großer Dringlichkeit und Gefahr. Immer, wenn die Lage verzweifelt ist. In allen Fällen von Lebensgefahr. Wenn der Patient verängstigt oder in Panik ist. In Fällen, in denen alle Hoffnung verloren ist. Wenn Gefahr für den Verstand besteht, wenn Selbstmord oder Wahnsinn droht, Nervenzusammenbruch, Todesangst oder hoffnungslose Depression.“*
> *(Dr. Edward Bach, Gesammelte Werke, Von der Homöopathie zur Bach-Blütentherapie, Aquamarin-Verlag, Grafing, 5. Auflage 2003, ISBN 3-89427-242-2, S. 101-102).*

An anderer Stelle erweitert Bach die Darstellung jedoch in die tiefere Bedeutung der Seelenqualität hinein und es wird erkennbar, dass die letztliche Heilung durch die Blüte Rock Rose nicht im Verlust des (Er-) Schreckens besteht, sondern in der Gewinnung der persönlichen Freiheit und der Ausbildung echten Mutes als Folge des inneren Wachstums.

> *„Gehörst Du zu jenen, die ganz verzweifelt und erschreckt sind und fühlen, sie könnten nicht mehr ertragen? Bist Du entsetzt vor dem, was geschehen wird, vor Tod, Selbstmord, Wahnsinn oder einer schrecklichen Krankheit? Verzweifelt angesichts der Hoffnungslosigkeit materieller Umstände?*
> *Dann lernst Du, trotz großer Widrigkeit tapfer zu sein, und kämpfst für Deine Freiheit. Das hübsche gelbe Sonnenröschen von bergigen Weiden wird Dir den Mut schenken, es durchzustehen.“*
> *(Dr. Edward Bach, Gesammelte Werke, Von der Homöopathie zur Bach-Blütentherapie, Aquamarin-Verlag, Grafing, 5. Auflage 2003, ISBN 3-89427-242-2, S. 161).*

3. Agrimony

Konstruktiv zu entwickelnde Tugend:	**(innerer) Friede**
Schattenseite der Seelenqualität (Fehler):	**Ruhelosigkeit**
Zugeordnetes Tierkreiszeichen:	**Schütze**

Wir befinden uns auf der Seelenebene. Die 12 Heilerblüten entsprechen den 12 grundlegenden Seelenqualitäten, die in ihrer Gesamtheit die seelische Konstitution des Individuums bilden. Eine der 12 auszubildenden Seelenqualitäten stellt in ihrer tugendhaften Ausbildung der *innere Friede* dar. Gelingt es nicht, *inneren Frieden* als Tugend auszubilden, so entwickelt sich stattdessen die Schattenseite der Seelenqualität, der geistige Fehler. Dieser ist die *Ruhelosigkeit* im Sinne eines *seelischen Kummers*. Sehen wir uns zunächst an, wie Bach die Schattenseite der Seelenqualität beschreibt:

Beschreibung der Schattenseite der Seelenqualität nach Bach

> *„Für die jovialen, fröhlichen und humorvollen Menschen, die den Frieden lieben und unter Meinungsverschiedenheiten und Streitigkeiten leiden; sie sind bereit, viel aufzugeben, um solche Unannehmlichkeiten zu vermeiden. Obwohl sie im Allgemeinen Schwierigkeiten haben und inner- wie äußerlich besorgt und rastlos sind, verbergen sie ihren Kummer unter einer Maske von Humor und Witz und sind als Freunde und Gesellschafter sehr geschätzt. Häufig greifen sie zu reichlich Alkohol oder Drogen, um sich in Stimmung zu bringen und die Leichtigkeit zu gewinnen, mit der sie ihre Bürde zu tragen gedenken."*
> *(Dr. Edward Bach, Gesammelte Werke, Von der Homöopathie zur Bach-Blütentherapie, Aquamarin-Verlag, Grafing, 5. Auflage 2003, ISBN 3-89427-242-2, S. 76).*

Bei der dargestellten *Ruhelosigkeit* geht es nicht um ein bestimmtes Problem, für das der Mensch momentan gerade keine Lösung hat. Es handelt sich vielmehr um eine grundsätzliche innere Qual als Folge einer Unfähigkeit, sich zu öffnen. So wäre es zur Lösung eines Problems oder zur Klärung einer Beziehung notwendig, auch Konflikte einzugehen, doch statt der notwendigen Auseinandersetzung wird eine künstliche Harmonie aufrechterhalten, indem die wahren Gefühle und Sorgen hinter einer Maske der Fröhlichkeit verborgen werden.

Eine solche Ruhelosigkeit und inneren Kummer, verbunden mit einer maskenhaften Fassade, finden wir ebenfalls in der Beschreibung der Schattenseiten des Tierkreiszeichens Schütze:

Beschreibung Tierkreiszeichen Schütze, sofern nicht entwickelt:
Ruhelosigkeit; Überaktivität; Falschheit; leichtgläubig; sorglos; verschwenderisch; prunksüchtig; unmäßig; prahlerisch; eingebildet; geistiger Hochmut; scheinheilig

---

Betrachten wir nun die Beschreibung des Tierkreiszeichens Schütze, sofern die besondere Seelenqualität (Tugend) konstruktiv entwickelt ist. Die besondere Qualität des Schützen ist der *innere Friede*, der authentisch und positiv nach außen wirkt. Gemeint ist ein *innerer Friede* im Sinne der *inneren Ausgeglichenheit*, des *im Frieden sein mit sich selbst* und dies entspricht genau der Darstellung Bachs bezüglich der Blütenqualität Agrimony.

Beschreibung Tierkreiszeichen Schütze, sofern konstruktiv entwickelt:
heiterer Mensch mit positiver Grundeinstellung; legt viel Wert auf Äußeres; friedliebend; harmonisch; versöhnend; humorvoll; freigiebig; hilfreich; gönnerhaft; aktiv im Außen

---

Machen wir uns den tieferen Zusammenhang zwischen der Tugend des *inneren Friedens* und dem Fehler der *Ruhelosigkeit* als polare Aspekte der Seelenqualität des Schützen bzw. von Agrimony noch einmal deutlich:

Innerer Friede im Sinne einer tiefen, stabilen emotionalen Harmonie ist nicht erreichbar durch eine oberflächliche Scheinharmonie. Der Versuch, jederzeit durch eine angenehme Fröhlichkeit zu begeistern, wird auf der seelischen Ebene durch den tiefen Kummer der fehlenden Authentizität erkauft. Sich ständig zu verstellen führt dazu, dass man sich selbst verliert. Was könnte eine größere innere Qual und Ruhelosigkeit auslösen, als dieses Gefühl, sich selbst zu verlieren?
Um die Seelenqualität des inneren Friedens zu entwickeln ist es erforderlich, zunächst einen authentischen Zugang zu den eigenen, tiefen Gefühlen zuzulassen. Aufrichtige Gefühle zu leben beinhaltet jedoch immer auch die Gefahr, verletzt und enttäuscht zu werden.

Der bequemere Weg führt in den Schatten, zur Ausbildung des korrespondierenden Fehlers, der Ruhelosigkeit. Der bequemere Weg ist es, die wahre Gefühlswelt zu verbergen und stattdessen eine aufgesetzte, unechte Gefühlswelt in der Oberflächlichkeit zu präsentieren. Dies schützt vor schmerzhaften Erfahrungen, es resultiert jedoch ein tiefer emotionaler Mangel.

Um diesen Weg in den Fehler zu überwinden und die Reifung der Persönlichkeitsqualität des inneren Friedens zu unterstützen, kann Agrimony eingenommen werden.

Bach beschreibt das zugehörige Heilmittel Agrimony zum einen in seiner Wirkung auf der symptomatischen Ebene:

Beschreibung der Wirkung und Anwendung des Heilmittels nach Bach

> *„Zur Beruhigung all derer, die Qual in Leib und Gemüt ertragen, und um ihnen Frieden zu bringen. Für die Ruhelosen, Besorgten, Ängstlichen, Gepeinigten. Jene, die keinen Seelenfrieden, keine Ruhe finden können. Es gibt ein solches Heer dieser Leidenden, die ihre Qual so oft hinter Lächeln und Lustigkeit verbergen. […]"*
> *(Dr. Edward Bach, Gesammelte Werke, Von der Homöopathie zur Bach-Blütentherapie, Aquamarin-Verlag, Grafing, 5. Auflage 2003, ISBN 3-89427-242-2, S. 102).*

An anderer Stelle erweitert Bach die Darstellung jedoch in die tiefere Bedeutung der Seelenqualität hinein. Es geht nicht darum, eine „vernünftige" Verhaltensweise anzustreben und Kummer zu leugnen, sondern inneren Frieden durch Annahme und Integration aller Schwierigkeiten des Lebens zu gewinnen.

> *„Gehörst Du zu jenen, die Qualen erleiden? Deren Seele keine Ruhe kennt? Die keinen Frieden finden können? Zeigst Du der Welt trotzdem ein tapferes Gesicht und verbirgst Du Deine Pein vor den Mitmenschen? Gehörst Du zu jenen, die lachen und lächeln und scherzen? Und hilfst jenen, die um Dich sind, ein fröhliches Herz zu bewahren, während Du selbst leidest? […] Dann wird Dir der herrliche Odermenning – er wächst am Rande unserer Landstrassen und auf den Wiesen; sein Blütenstand ragt empor wie ein Kirchturm und die Samen hängen daran wie Glöckchen – Frieden bringen, den Frieden, „der höher ist als alle Vernunft". Die Lektion dieser Pflanze will Dir ermöglichen, im inneren Frieden zu bleiben, auch angesichts aller Prüfungen und Schwierigkeiten, bis keiner und nichts mehr Dich stören oder verunsichern kann."*
> *(Dr. Edward Bach, Gesammelte Werke, Von der Homöopathie zur Bach-Blütentherapie, Aquamarin-Verlag, Grafing, 5. Auflage 2003, ISBN 3-89427-242-2, S. 156).*

4. Scleranthus

Konstruktiv zu entwickelnde Tugend: **Standhaftigkeit**
Schattenseite der Seelenqualität (Fehler): **Unentschlossenheit**
Zugeordnetes Tierkreiszeichen: **Waage**

Wir befinden uns auf der Seelenebene. Die 12 Heilerblüten entsprechen den 12 grundlegenden Seelenqualitäten, die in ihrer Gesamtheit die seelische Konstitution des Individuums bilden. Eine der 12 auszubildenden Seelenqualitäten stellt in ihrer tugendhaften Ausbildung die *Standhaftigkeit* dar. Gelingt es nicht, *Standhaftigkeit* als Tugend auszubilden, so entwickelt sich stattdessen die Schattenseite der Seelenqualität, der geistige Fehler. Dieser ist die *Unentschlossenheit*. Sehen wir uns zunächst an, wie Bach die Schattenseite der Seelenqualität beschreibt:

Beschreibung der Schattenseite der Seelenqualität nach Bach

> *„Jene, die unfähig sind, sich zu entscheiden, was sie wollen, weil ihnen erst das eine, dann das andere richtig erscheint. Ihre Wünsche scheinen – wie auch ihre körperlichen Symptome – zu kommen und zu gehen. Wenn sie erhöhte Körpertemperatur zeigen, dann schwankt diese auf und ab. Sie sind nicht entschlossen und können sich nicht rasch und definitiv entscheiden; wenn sie sich zu etwas entschließen, dann ändert sich ihre Meinung bald wieder. Unsicherheit körperlicher Schritte, Schwindelgefühl, Schwanken, ruckartige, unkontrollierte Bewegungen, unsteter Gang. Ihre Stimmung wechselt häufig, erst himmelhoch jauchzend, dann gleich wieder zu Tode betrübt. Ihr Reden ist von plötzlichen großen Gedankensprüngen und Themenwechseln geprägt."*
> (Dr. Edward Bach, Gesammelte Werke, Von der Homöopathie zur Bach-Blütentherapie, Aquamarin-Verlag, Grafing, 5. Auflage 2003, ISBN 3-89427-242-2, S. 102-103).

Bei der dargestellten *Unentschlossenheit* geht es nicht um ein bestimmtes Thema, bei welchem der Mensch sich momentan nicht entscheiden kann. Es handelt sich vielmehr um eine grundsätzliche *Unentschlossenheit* als Folge des Unvermögens oder der Vermeidung, sich festzulegen.
Eine solche generelle Unentschlossenheit finden wir ebenfalls in der Beschreibung der Schattenseiten des Tierkreiszeichens Waage:

> **Beschreibung Tierkreiszeichen Waage, sofern nicht entwickelt:**
> *Unentschlossenheit; Entscheidungsschwäche; Neigung zu übermäßiger Anpassung; Labilität; schmiegsame Oberflächlichkeit; Stimmungsschwankungen*

Betrachten wir nun die Beschreibung des Tierkreiszeichens Waage, sofern die besondere Seelenqualität (Tugend) konstruktiv entwickelt ist. Die besondere Qualität der Waage ist die *Standhaftigkeit*. Gemeint ist eine Stabilität der Meinung, die aus dem Gewinn des rechten Maßes, aus der Ausgewogenheit der Mitte resultiert. Die Mitte ist dabei immer Ergebnis der Berücksichtigung beider Seiten und dies entspricht genau der Darstellung Bachs bezüglich der Blütenqualität Scleranthus.

> **Beschreibung Tierkreiszeichen Waage, sofern konstruktiv entwickelt:**
> *beziehungsfähige und –bedürftige Menschen mit der Fähigkeit, das richtige Maß zu finden; streben nach Gleichgewicht und Harmonie; können dabei auch die Bedürfnisse des anderen wahrnehmen und balancieren*

Machen wir uns den tieferen Zusammenhang zwischen der Tugend der *Standhaftigkeit* und dem Fehler der *Unentschlossenheit* als polare Aspekte der Seelenqualität der Waage bzw. von Scleranthus noch einmal deutlich:

Standhaftigkeit ist zunächst einmal die Folge eines aktiven Meinungsbildungsprozesses. Wenn alle Aspekte abgewogen und bewertet worden sind, kann eine eigene Entscheidung getroffen werden, die langfristigen Bestand hat.
Um die Seelenqualität der Standhaftigkeit zu entwickeln ist es jedoch zudem erforderlich, eine eigene Autonomie und Konfliktfähigkeit zu entfalten. Nur wenn eigene Entscheidungen auch gegen Einwirkungen und Meinungsbildung von außen getroffen werden, kann eine beständige eigene Präsenz entstehen.
Der bequemere Weg führt in den Schatten, zur Ausbildung des korrespondierenden Fehlers, der Unentschlossenheit. Der bequemere Weg ist es, sich nicht festzulegen und stattdessen seine Meinung immer wieder neu von außen beeinflussen zu lassen. Dies vermeidet Konflikte, es resultiert jedoch ein ständig neuer Entscheidungsfindungsprozess, der je nach äußerer Einwirkung zu immer anderen Ergebnissen führt.

Um diesen Weg in den Fehler zu überwinden und die Reifung der Persönlichkeitsqualität der Standhaftigkeit zu unterstützen, kann Scleranthus eingenommen
werden.

Bach beschreibt das zugehörige Heilmittel Scleranthus zum einen in seiner Wirkung
auf der symptomatischen Ebene:

Beschreibung der Wirkung und Anwendung des Heilmittels nach Bach

> *„Für jene, die sehr darunter leiden, sich nicht zwischen zwei Dingen entscheiden zu
> können, weil abwechselnd das eine, dann das andere ihnen richtig erscheint. Sie
> sind im Allgemeinen stille Menschen, die ihre Schwierigkeiten allein tragen, da sie
> nicht geneigt sind, mit anderen darüber zu sprechen."*
> (Dr. Edward Bach, Gesammelte Werke, Von der Homöopathie zur Bach-Blütentherapie, Aquamarin-
> Verlag, Grafing, 5. Auflage 2003, ISBN 3-89427-242-2, S. 71).

An anderer Stelle erweitert Bach die Darstellung jedoch in die tiefere Bedeutung
der Seelenqualität hinein. Es geht nicht darum, sich nur besser entscheiden zu
können, sondern vor allem darum, seine gewonnene Meinung auch im Sinne einer
handlungsführenden Autonomie zu bewahren und zur Anwendung zu bringen.

> *„Gehörst Du zu jenen, denen es schwer fällt, Entscheidungen zu fällen oder sich eine
> Meinung zu bilden, wenn widersprüchliche Gedanken in den Sinn kommen, so dass
> es schwer wird, den richtigen Kurs zu bestimmen? Wenn Unentschlossenheit Deinen
> weiteren Weg versperrt und Dein Vorankommen verzögert, scheint Dir dann erst
> das eine richtig und dann das andere?*
> *Dann bist Du dabei, rasches Handeln unter erschwerten Umständen zu lernen,
> richtige Meinungen zu bilden und Dich konsequent daran zu halten; der kleine,
> grüne einjährige Knäuel vom Felde wird Dir dabei helfen."*
> (Dr. Edward Bach, Gesammelte Werke, Von der Homöopathie zur Bach-Blütentherapie, Aquamarin-
> Verlag, Grafing, 5. Auflage 2003, ISBN 3-89427-242-2, S. 157).

5. Clematis

Konstruktiv zu entwickelnde Tugend:	**Freundlichkeit**
Schattenseite der Seelenqualität (Fehler):	**Gleichgültigkeit**
Zugeordnetes Tierkreiszeichen:	**Fische**

Wir befinden uns auf der Seelenebene. Die 12 Heilerblüten entsprechen den 12 grundlegenden Seelenqualitäten, die in ihrer Gesamtheit die seelische Konstitution des Individuums bilden. Eine der 12 auszubildenden Seelenqualitäten stellt in ihrer tugendhaften Ausbildung die *Freundlichkeit* dar. Gelingt es nicht, *Freundlichkeit* als Tugend auszubilden, so entwickelt sich stattdessen die Schattenseite der Seelenqualität, der geistige Fehler. Dieser ist die *Gleichgültigkeit*. Sehen wir uns zunächst an, wie Bach die Schattenseite der Seelenqualität beschreibt:

Beschreibung der Schattenseite der Seelenqualität nach Bach

„Clematis-Menschen sind gleichgültig, sie haben nicht genügend Interesse am Leben. Sie scheinen apathisch und geben sich nicht recht Mühe, von ihrer Krankheit loszukommen oder sich auf ihre tägliche Arbeit zu konzentrieren. Häufig schlafen sie gerne viel und haben einen etwas abwesenden Blick."
(Dr. Edward Bach, Gesammelte Werke, Von der Homöopathie zur Bach-Blütentherapie, Aquamarin-Verlag, Grafing, 5. Auflage 2003, ISBN 3-89427-242-2, S. 122).

„Für jene, die verträumt, schläfrig, nicht ganz wach sind und kein großes Interesse am Leben haben. Ruhige Menschen, die nicht ganz froh mit den gegenwärtigen Umständen sind und mehr in der Zukunft als im Jetzt leben; sie leben ihre Hoffnungen auf glücklichere Zeiten, in denen ihre Ideale wahr werden könnten. Im Krankheitsfalle machen manche von ihnen sich kaum oder gar keine Mühe, wieder gesund zu werden, und einige Fälle scheinen sich sogar auf den Tod zu freuen, in Erwartung besserer Zeiten- oder vielleicht in der Hoffnung, jemandem wieder zu begegnen, den sie durch den Tod verloren hatten."
(Dr. Edward Bach, Gesammelte Werke, Von der Homöopathie zur Bach-Blütentherapie, Aquamarin-Verlag, Grafing, 5. Auflage 2003, ISBN 3-89427-242-2, S. 72-73).

Bei der dargestellten *Gleichgültigkeit* geht es nicht um ein bestimmtes Thema, welches den Menschen momentan nicht berührt. Es handelt sich vielmehr um eine grundsätzliche *Gleichgültigkeit* dem Leben gegenüber.

Eine solche Gleichgültigkeit gegenüber dem Leben mit all seinen Facetten finden wir ebenfalls in der Beschreibung der Schattenseiten des Tierkreiszeichens Fische:

Beschreibung Tierkreiszeichen Fische, sofern nicht entwickelt:
Tagträumerei, Flucht aus dem realen Leben; Passivität bis zur Todessehnsucht; Illusion, Chaos, Entwicklung von Sucht, Lüge und äußerlichem Schein; ungeschützte Sensitivität; Überverletzlichkeit; zunehmende eigene Hilflosigkeit

---

Betrachten wir nun die Beschreibung des Tierkreiszeichens Fische, sofern die besondere Seelenqualität (Tugend) konstruktiv entwickelt ist. Die besondere Qualität der Fische ist die *Freundlichkeit*. Gemeint ist eine Freundlichkeit, die aus dem Einbringen der eigenen empathischen Fähigkeiten im Dienste an der Einheit der Schöpfung resultiert. Dies entspricht genau der Darstellung Bachs bezüglich der Blütenqualität Clematis.

Beschreibung Tierkreiszeichen Fische, sofern konstruktiv entwickelt:
sensible Menschen; reagieren auf feinste Stimmungen der Umgebung; Suche nach Einsicht und Weisheit; Entwicklung von Inspiration und Eingebung; Selbstaufgabe; Mitgefühl; absichtsloses Handeln im Dienst für die Allgemeinheit

---

Machen wir uns den tieferen Zusammenhang zwischen der Tugend der *Freundlichkeit* und dem Fehler der *Gleichgültigkeit* als polare Aspekte der Seelenqualität der Fische bzw. von Clematis noch einmal deutlich:

Die Sensitivität der Fische- bzw. Clematismenschen lässt diese sehr intensiv in Beziehung sein zur geistigen Welt. Die Nähe des dortigen Lichtvollen und Friedvollen führt zu einer inneren Sehnsucht zur geistigen Welt, die das Verweilen in der gegenwärtigen polaren Schöpfung wie verblassen lässt.
Um die Seelenqualität der Freundlichkeit zu entwickeln ist es erforderlich, sich im gegenwärtigen Augenblick in der polaren Schöpfung immer neu zu verwurzeln und die eigenen sensitiven Fähigkeiten als Gaben für die Weiterentwicklung anzuerkennen und zu nutzen. Es wird also eine Erdung notwendig, ein bewusstes Hineinstellen in die Aufgaben dieser Inkarnation. Dies gelingt jedoch nur, wenn ebenfalls eine angemessene Abgrenzung zur materiellen Welt stattfindet und ein Schutz der besonders sensiblen eigenen Innenwelt entwickelt wird.

Der bequemere Weg führt in den Schatten, zur Ausbildung des korrespondierenden Fehlers, der Gleichgültigkeit. Der bequemere Weg ist es, in eine harmoniebetonte innerliche Scheinwelt auszuweichen und notwendige Konflikte in der polaren Schöpfung schlicht zu vermeiden.

Um diesen Weg in den Fehler zu überwinden und die Reifung der Persönlichkeitsqualität der Freundlichkeit zu unterstützen, kann Clematis eingenommen werden.

Bach beschreibt das zugehörige Heilmittel Clematis zum einen in seiner Wirkung auf der symptomatischen Ebene:

Beschreibung der Wirkung und Anwendung des Heilmittels nach Bach

> *„Zur Bekämpfung aller schläfrigen, trägen, teilnahmslosen Zustände. Wenn der Patient das Interesse verliert und keine Anstrengungen unternimmt, um gesund zu werden. Scheint gleichgültig gegenüber allem zu sein, was geschieht, begeistert sich für nichts. Hört nur die Hälfte von dem, was man ihm sagt. Diese Menschen sind oft verträumt, geistesabwesend, apathisch, leben in ihrer eigenen Gedankenwelt. [...].“*
>
> *(Dr. Edward Bach, Gesammelte Werke, Von der Homöopathie zur Bach-Blütentherapie, Aquamarin-Verlag, Grafing, 5. Auflage 2003, ISBN 3-89427-242-2, S. 103).*

An anderer Stelle erweitert Bach die Darstellung jedoch in die tiefere Bedeutung der Seelenqualität hinein. Es geht darum, das beschwerliche Leben nicht zugunsten der lichtvollen geistigen Welt abzulehnen, sondern sich zu „erden", also sich dem Leben mit seinen Herausforderungen zu stellen, um darin zu wachsen und zur Freundlichkeit des erwachten Geistes zu gelangen.

> *„Gehörst Du zu jenen, die das Gefühl haben, am Leben sei nicht viel zu finden? Die fast schon beim Aufwachen wünschen, es stünde ihnen nicht schon wieder ein neuer Tag bevor? Die meinen, das Leben sei so schwierig, so hart und hätte so wenig Freude? [...] Und findest Du Deine Träume soviel schöner als das eigentliche Leben? [...] Die schöne Pflanze, die sich in Kalkböden durch unsere Hecken rankt, ist die Waldrebe. Ihre federhaften Samen sehnen sich immer danach, vom Winde verweht zu werden und irgendwo anders zu beginnen. Diese Pflanze wird Dir sehr helfen, zurückzukehren und Dich Deinem Leben zu stellen, Deine Aufgabe zu finden; und sie wird Dir Freude bringen.“*
>
> *(Dr. Edward Bach, Gesammelte Werke, Von der Homöopathie zur Bach-Blütentherapie, Aquamarin-Verlag, Grafing, 5. Auflage 2003, ISBN 3-89427-242-2, S. 157-158).*

6. Gentian

Konstruktiv zu entwickelnde Tugend: **Verständnis**
Schattenseite der Seelenqualität (Fehler): **Zweifel**
Zugeordnetes Tierkreiszeichen: **Zwilling**

Wir befinden uns auf der Seelenebene. Die 12 Heilerblüten entsprechen den 12 grundlegenden Seelenqualitäten, die in ihrer Gesamtheit die seelische Konstitution des Individuums bilden. Eine der 12 auszubildenden Seelenqualitäten stellt in ihrer tugendhaften Ausbildung das *Verständnis* dar. Gelingt es nicht, *Verständnis* als Tugend auszubilden, so entwickelt sich stattdessen die Schattenseite der Seelenqualität, der geistige Fehler. Dieser ist der *Zweifel*. Sehen wir uns zunächst an, wie Bach die Schattenseite der Seelenqualität beschreibt:

Beschreibung der Schattenseite der Seelenqualität nach Bach

> *„Gentian bedeutet Entmutigung. Wieder sind es Menschen, die viel tun möchten, und doch lassen sie sich von Zweifel oder Niedergeschlagenheit beeinflussen, wenn Schwierigkeiten auftauchen. Oft wollen sie zu sehr, dass die Dinge so gehen, wie sie es sich wünschen, statt eine weitere Sicht zuzulassen."*
> *(Dr. Edward Bach, Gesammelte Werke, Von der Homöopathie zur Bach-Blütentherapie, Aquamarin-Verlag, Grafing, 5. Auflage 2003, ISBN 3-89427-242-2, S. 124).*

Bei der dargestellten *Entmutigung* geht es ganz offensichtlich um ein Scheitern, welches durch die Voreingenommenheit und Begrenztheit des Handelnden ausgelöst wird. Er hat sich genau in den Kopf gesetzt, wie etwas abzulaufen hat und kann nicht erkennen, dass es andere Ansätze gibt, die ein Gelingen möglich machen würden. Er hat kein Verständnis für die größeren Zusammenhänge des Geschehens. Darum zweifelt er bei einem Scheitern an der Sinnhaftigkeit seines Tuns.
Eine solche Begrenztheit und Voreingenommenheit finden wir ebenfalls in der Beschreibung der Schattenseiten des Tierkreiszeichens Zwilling:

Beschreibung Tierkreiszeichen Zwilling, sofern nicht entwickelt:
Ruhelosigkeit; innere Widersprüchlichkeit; verliert sich in Details und Oberflächlich-keiten; technokratische Tendenzen; Zerstreutheit; unstete und flüchtige Meinungen

Betrachten wir nun die Beschreibung des Tierkreiszeichens Zwilling, sofern die besondere Seelenqualität (Tugend) konstruktiv entwickelt ist. Die besondere Qualität des Zwillings ist das *Verständnis* im Sinne der geistigen Durchdringung der Schöpfung, das Erfassen der Zusammenhänge der Welt. Zweifel dient als Anstoß, Neues zu verstehen, nicht jedoch als Quelle, bereits Verstandenes wieder in Frage zu stellen. Dies entspricht genau der Darstellung Bachs bezüglich der Blütenqualität Gentian.

Beschreibung Tierkreiszeichen Zwilling, sofern konstruktiv entwickelt:
kopfbetonter Denker; kommunikationsstark; wissbegierig; Zweifel als Arbeits-prinzip; schnelle Auffassungsgabe

Machen wir uns den tieferen Zusammenhang zwischen der Tugend des *Verständnisses* und dem Fehler des *Zweifels* als polare Aspekte der Seelenqualität des Zwillings bzw. von Gentian noch einmal deutlich:

Bei der Seelenqualität des Zwillings bzw. des Gentian handelt es sich um das Verständnis im Sinne des Begreifens der Zusammenhänge der Schöpfung. Es geht dabei nicht nur um Naturgesetze, sondern um alle universalen Gesetzmäßigkeiten, die alles Geschehende in einer Sinnhaftigkeit ordnen.
Um die Seelenqualität des Verständnisses zu entfalten ist es erforderlich, den Blick immer wieder vom Detail auf das große Ganze zu wenden, um das Wesentliche erkennen zu lernen.
Der bequemere Weg führt in den Schatten, zur Ausbildung des korrespondierenden Fehlers, des Zweifels. Der bequemere Weg ist es, die Aufmerksamkeit nur auf überschaubare Details und Aspekte zu richten. Der auf den ersten Blick einfachere Weg, sich ausschließlich mit begrenzten Ausschnitten des Lebens zu beschäftigen, verhindert eine sinnhafte Einordnung des Begriffenen. Losgelöst vom großen Ganzen der Schöpfung entsteht immer neuer Raum für Zweifel über das vermutet Erkannte.

Um diesen Weg in den Fehler zu überwinden und die Reifung der Persönlichkeitsqualität des Verständnisses zu unterstützen, kann Gentian eingenommen werden.

Bach beschreibt das zugehörige Heilmittel Gentian zum einen in seiner Wirkung auf der symptomatischen Ebene:

Beschreibung der Wirkung und Anwendung des Heilmittels nach Bach

> *„Für jene, die zaudern oder verzagen. Sie sehen nur die dunkle Seite und sind pessimistisch. Wenn sie in der Phase ihrer Gesundung meinen, an einen Stillstand gekommen zu sein, dann mögen sie tatsächlich deutlich auf dem Wege der Besserung sein, neigen aber trotzdem dazu, sich entmutigen zu lassen und an ihren Fortschritten zu zweifeln. Für jene, die das Gefühl haben, dass die Schwierigkeiten, vor denen sie stehen, zu groß sind, um überwunden werden zu können, und die vorübergehend den Mut sinken lassen. In diesem Zustand wollen sie nur ein wenig Zuspruch und Ermutigung, die dieses Heilmittel ihnen vermitteln wird; dann werden sie es gut machen."*
>
> *(Dr. Edward Bach, Gesammelte Werke, Von der Homöopathie zur Bach-Blütentherapie, Aquamarin-Verlag, Grafing, 5. Auflage 2003, ISBN 3-89427-242-2, S. 104-105).*

An anderer Stelle erweitert Bach die Darstellung in die tiefere Bedeutung der Seelenqualität hinein. Wer die Fähigkeit besitzt, zu *verstehen*, Lebens- und Schöpfungsdetails in die erkannte Ordnung des Universums einzuordnen, der ist nicht mehr durch Zweifel irritierbar und kann seine Lebensschritte in ruhiger Entschlossenheit gehen. Aus dem gewonnenen Verständnis für die Bedeutung des eigenen Tuns im Kontext der gesamten Schöpfung wird auch ein angebliches Versagen nun als sinnhafter Vorgang erkennbar.

> *„Gehörst Du zu jenen, die hohe Ideale und die Hoffnung haben, Gutes zu tun? Die sich entmutigt fühlen, wenn ihre Pläne nicht bald Wirklichkeit werden? Fühlst Du Dich beschwingt und erhoben, wenn Dir Erfolg begegnet, aber leicht deprimiert, wenn Du auf Schwierigkeiten stößt?*
>
> *Dann wird Dir der kleine Enzian von den Bergwiesen helfen, Deine Entschlossenheit zu bewahren und glücklicher und hoffnungsfroher zu sein, auch wenn der Himmel einmal bewölkt ist. Er wird Dir jederzeit Ermutigung bringen und die Erkenntnis, dass es kein Versagen gibt, wenn Du Dein Äußerstes gibst, wie auch immer das Resultat aussehen mag."*
>
> *(Dr. Edward Bach, Gesammelte Werke, Von der Homöopathie zur Bach-Blütentherapie, Aquamarin-Verlag, Grafing, 5. Auflage 2003, ISBN 3-89427-242-2, S. 158-159).*

7. Chicory

Konstruktiv zu entwickelnde Tugend: **(Nächsten-) Liebe**
Schattenseite der Seelenqualität (Fehler): **Zwang**
Zugeordnetes Tierkreiszeichen: **Löwe**

Wir befinden uns auf der Seelenebene. Die 12 Heilerblüten entsprechen den 12 grundlegenden Seelenqualitäten, die in ihrer Gesamtheit die seelische Konstitution des Individuums bilden. Eine der 12 auszubildenden Seelenqualitäten stellt in ihrer tugendhaften Ausbildung die *Nächstenliebe* dar. Gelingt es nicht, *Nächstenliebe* als Tugend auszubilden, so entwickelt sich stattdessen die Schattenseite der Seelenqualität, der geistige Fehler. Dieser ist die *zwanghafte Überbesorgtheit infolge der gestauten Liebe*. Sehen wir uns zunächst an, wie Bach die Schattenseite der Seelenqualität beschreibt:

Beschreibung der Schattenseite der Seelenqualität nach Bach

„Chicory-Menschen sind solche, die das innere Verlangen haben zu dienen, die ihren Liebe-Aspekt wohl ausgebildet haben. Dennoch lassen sie zu, dass äußere Einflüsse das Ausströmen ihrer Liebe behindern, und so werden sie im Gemüt, vielleicht auch körperlich, gestaut."
(Dr. Edward Bach, Gesammelte Werke, Von der Homöopathie zur Bach-Blütentherapie, Aquamarin-Verlag, Grafing, 5. Auflage 2003, ISBN 3-89427-242-2, S. 123).

„Sind sie krank, sorgen sich diese Menschen um die anderen, um Kinder, Freunde, Verwandte, machen sich Gedanken, ob es diesen zu warm oder zu kalt sei, ob sie vielleicht nicht glücklich sind und Freude haben. Ständig fragen sie, wie es ihnen gehe und was sie gerne haben möchten. Sie sind übereifrig in ihren Bemühungen, anderen einen Gefallen zu tun. [...] Dieser Zustand lässt dem Patienten keinen Frieden und belastet ihn. Manchmal hat der Patient Mitleid mit sich selbst, hat das Gefühl, nichts getan zu haben, um dieses Leid zu verdienen; fühlt sich ausgenutzt und vernachlässigt, dass andere sich nicht um ihn kümmern. [...]"
(Dr. Edward Bach, Gesammelte Werke, Von der Homöopathie zur Bach-Blütentherapie, Aquamarin-Verlag, Grafing, 5. Auflage 2003, ISBN 3-89427-242-2, S. 103-104).

Bei der dargestellten *Überbesorgtheit* handelt es sich um eine Form des Kümmerns um andere, die zu Bevormundung, Manipulation und Übergriffigkeit wird. Eine solche Thematik finden wir ebenfalls in der Beschreibung der Schattenseiten des Tierkreiszeichens Löwe:

Beschreibung Tierkreiszeichen Löwe, sofern nicht entwickelt:
Egozentrik; Anmaßung; Neigung zur Bevormundung anderer; zu dominantes Auftreten; Stolz; Herrschsucht

---

Betrachten wir nun die Beschreibung des Tierkreiszeichens Löwe, sofern die besondere Seelenqualität (Tugend) konstruktiv entwickelt ist. Die besondere Qualität des Löwen ist die *Nutzung seiner geistigen und materiellen Begabungen, um selbstbewusst Führungsaufgaben für andere Menschen zu übernehmen.* Dies entspricht der Darstellung Bachs bezüglich der Blütenqualität Chicory.

Beschreibung Tierkreiszeichen Löwe, sofern konstruktiv entwickelt:
Würde; Großzügigkeit; selbstständig und selbstbewusst; Führungseigenschaften und Führungswille; geistige und materielle Entfaltung

---

Machen wir uns den tieferen Zusammenhang zwischen der Tugend der *Nächstenliebe* und dem Fehler der *zwanghaften Überbesorgtheit infolge der gestauten Liebe* als polare Aspekte der Seelenqualität des Löwen bzw. von Chicory noch einmal deutlich:

Nächstenliebe hat nichts zu tun mit einem rührseligen Kümmern um Bedürftige. Nächstenliebe bedeutet, seine Fähigkeiten und Begabungen im Sinne der Gemeinschaft für alle Menschen nutzbringend einzusetzen, damit jeder auf dem Weg inneren Wachstums weiter voranschreiten kann. Dies entspricht dem Verständnis eines selbstlosen Dienens, wo die eigene Leistung nicht erbracht wird, um einen Gegenwert zu erhalten, sondern aus dem tiefen Verständnis für die Verpflichtung, die sich aus den eigenen Begabungen ergibt.
Um diese Seelenqualität der Nächstenliebe zu entfalten ist es erforderlich, selbstlose Handlungen zu erbringen und sich in Demut zu üben.
Der bequemere Weg führt in den Schatten, zur Ausbildung des korrespondierenden Fehlers, der zwanghaften Überbesorgtheit infolge der gestauten Liebe.

Der bequemere Weg ist es, die reichlich vorhandenen eigenen Kompetenzen und Fähigkeiten zu nutzen, um andere zu bevormunden und zu dominieren. Dabei werden die Fähigkeiten zwar eingesetzt, jedoch nicht absichtslos und demütig, so dass die starke Veranlagung zum Dienen sich nun in ein zwanghaftes Kümmern mit deutlicher Übergriffigkeit fehlentwickelt.

Um diesen Weg in den Fehler zu überwinden und die Reifung der Persönlichkeits-qualität der Nächstenliebe zu unterstützen, kann Chicory eingenommen werden.

Bach beschreibt das zugehörige Heilmittel Chicory zum einen in seiner Wirkung auf der symptomatischen Ebene:

Beschreibung der Wirkung und Anwendung des Heilmittels nach Bach

> *„Für jene, die sich sehr um das Wohl und die Bedürfnisse anderer Menschen bekümmern und dazu neigen, sich zu sehr um Kinder, Angehörigen, Freunde etc. zu sorgen, bei denen sie immer etwas finden, das sie in Ordnung zu bringen hätten. Sie sind ständig dabei, besser zu machen, was sie meinen, korrigieren zu müssen, und fühlen sich dabei wohl. Sie haben den innigen Wunsch, dass jene, um die sie sich kümmern, in ihrer Nähe sind."*
> *(Dr. Edward Bach, Gesammelte Werke, Von der Homöopathie zur Bach-Blütentherapie, Aquamarin-Verlag, Grafing, 5. Auflage 2003, ISBN 3-89427-242-2, S. 80).*

An anderer Stelle erweitert Bach die Darstellung in die tiefere Bedeutung der Seelenqualität hinein. Die Entfaltung der Nächstenliebe ist untrennbar verbunden mit der eigenen Demut. Erst wer frei ist von Eigennutz in seinen Handlungen, wer seine Gaben absichtslos - und damit aus innerer Freiheit heraus - an alle Menschen gleichermaßen verteilen kann, ist wahrhaft dienend.

> *„Gehörst Du zu jenen, die sich sehnen, die Welt zu retten? Die sich sehnen, die Arme auszubreiten und alle zu segnen, die um sie sind? Die den Wunsch haben, zu helfen und zu trösten und mitzufühlen? [...]*
> *Dann wird Dir die wunderschöne blaue Wegwarte vom Kornfeld zu Deiner Freiheit verhelfen, zu der Freiheit, die wir alle so dringend brauchen, bevor wir der Welt dienen können."*
> *(Dr. Edward Bach, Gesammelte Werke, Von der Homöopathie zur Bach-Blütentherapie, Aquamarin-Verlag, Grafing, 5. Auflage 2003, ISBN 3-89427-242-2, S. 156).*

8. Centaury

Konstruktiv zu entwickelnde Tugend:	**Stärke**
Schattenseite der Seelenqualität (Fehler):	**Schwäche**
Zugeordnetes Tierkreiszeichen:	**Jungfrau**

Wir befinden uns auf der Seelenebene. Die 12 Heilerblüten entsprechen den 12 grundlegenden Seelenqualitäten, die in ihrer Gesamtheit die seelische Konstitution des Individuums bilden. Eine der 12 auszubildenden Seelenqualitäten stellt in ihrer tugendhaften Ausbildung die *Stärke* dar. Gelingt es nicht, *Stärke* als Tugend auszubilden, so entwickelt sich stattdessen die Schattenseite der Seelenqualität, der geistige Fehler. Dieser ist die *Schwäche*. Sehen wir uns zunächst an, wie Bach die Schattenseite der Seelenqualität beschreibt:

Beschreibung der Schattenseite der Seelenqualität nach Bach

„Centaury-Menschen sind die Fußabtreter für andere. Sie scheinen überhaupt keine Individualitäts-Stärke zu besitzen oder fähig zu sein, sich dagegen zu wehren, von jedermann ausgenutzt zu werden. Sie unternehmen nicht das Geringste, um eigene Freiheit zu erlangen."
(Dr. Edward Bach, Gesammelte Werke, Von der Homöopathie zur Bach-Blütentherapie, Aquamarin-Verlag, Grafing, 5. Auflage 2003, ISBN 3-89427-242-2, S. 123).

„Für jene freundlichen, ruhigen, sanften Menschen, die überängstlich darauf bedacht sind, anderen zu dienen. Bei all ihren Anstrengungen überschätzen sie ihre Kraft. Sie leben so in ihrem beflissenen Streben, dass sie mehr zu Sklaven als zu willigen Helfen werden. Ihre gute Art verleitet sie, mehr zu tun, als ihre Aufgabe wäre, und dabei könnte ihr eigenes Lebensziel vernachlässigt werden."
(Dr. Edward Bach, Gesammelte Werke, Von der Homöopathie zur Bach-Blütentherapie, Aquamarin-Verlag, Grafing, 5. Auflage 2003, ISBN 3-89427-242-2, S. 76).

Bei der dargestellten *Schwäche* handelt es sich um eine Schwäche der eigenen Individualität.
Die gleiche Problematik finden wir in der Beschreibung der Schattenseiten des Tierkreiszeichens Jungfrau wieder:

61

> **Beschreibung Tierkreiszeichen Jungfrau, sofern nicht entwickelt:**
> *zu starke Anpassung; Unterordnung; begibt sich in Abhängigkeit; Untertänigkeit; mangelnde Kreativität*

Betrachten wir nun die Beschreibung des Tierkreiszeichens Jungfrau, sofern die besondere Seelenqualität (Tugend) konstruktiv entwickelt ist. Die besondere Qualität der Jungfrau ist die Stärke im Sinne einer ausgebildeten Individualität. Arbeitsbereitschaft und Pflichtbewusstsein sind dabei ausgeprägt, jedoch auf der Grundlage einer stimmigen Wahrnehmung und einer selbstständigen Analyse der (Lebens-) Situation. Dies entspricht der Darstellung Bachs bezüglich der Blüten-qualität Centaury.

> **Beschreibung Tierkreiszeichen Jungfrau, sofern konstruktiv entwickelt:**
> *gute Wahrnehmungsfähigkeit; arbeitsam; analytisch; Sinn für Ordnung; zuverlässig; pflichtbewusst; Gewissenhaftigkeit; Gerechtigkeitssinn*

Machen wir uns den tieferen Zusammenhang zwischen der Tugend der *Stärke* und dem Fehler der *Schwäche* als polare Aspekte der Seelenqualität der Jungfrau bzw. von Centaury noch einmal deutlich:

Stärke der Individualität ist erforderlich, um sich nicht von anderen benutzen und ausbeuten zu lassen, sondern die eigenen Fähigkeiten im Sinne der eigenen Weiter-entwicklung und des inneren Wachstums nutzen zu können. Die besonderen Fähigkeiten des Centaury-Menschen sind Arbeitsbereitschaft und Pflicht-bewusstsein, daher ist er in besonderer Weise gefährdet, sich ausbeuten zu lassen. Erst in der Verbindung mit der Stärke einer entwickelten Individualität können Arbeitsamkeit und Pflichtbewusstsein dem Menschen zum inneren Wachstum hilf-reich werden.
Um diese Seelenqualität der Individualitäts-Stärke zu entfalten ist es erforderlich, Abgrenzung zu lernen, den eigenen Lebensplan anzunehmen und verantwortlich zu erfüllen.
Der bequemere Weg führt in den Schatten, zur Ausbildung des korrespondierenden Fehlers, der Schwäche. Der bequemere Weg ist es, auf die eigene Entwicklung zu verzichten und sich stattdessen von anderen sagen zu lassen, was zu tun ist.

Um diesen Weg in den Fehler zu überwinden und die Reifung der Persönlichkeits-qualität der Stärke zu unterstützen, kann Centaury eingenommen werden.

Bach beschreibt das zugehörige Heilmittel Centaury zum einen in seiner Wirkung auf der symptomatischen Ebene:

Beschreibung der Wirkung und Anwendung des Heilmittels nach Bach

> *„Um Kraft zu geben. Die Schwäche nach Krankheit: blass, matt, müde, keine Energie, schlapp, erschöpft. Der Vitalität beraubt. Für jene, die sich Frieden um jeden Preis wünschen. Selbst krank noch werden sie allzu bereit sein, anderen zu helfen, und sie ermüden und erschöpfen sich durch ihre Anstrengungen. Ihr Denken ist häufig hellwach, aber der Körper schwach, zu schwach, um viel zu leisten. Sanft, unterwürfig und häufig ausgenutzt wegen ihrer guten Wesensart.“*
> *(Dr. Edward Bach, Gesammelte Werke, Von der Homöopathie zur Bach-Blütentherapie, Aquamarin-Verlag, Grafing, 5. Auflage 2003, ISBN 3-89427-242-2, S. 101).*

An anderer Stelle erweitert Bach die Darstellung in die tiefere Bedeutung der Seelenqualität hinein. Die Entfaltung der Stärke bezieht sich nicht nur auf eine Kraftlosigkeit im energetischen Sinne. Letztlich geht es um die Stärke der Selbstbestimmung und der Individualität.

> *„[…] Ihr, die ihr den anderen als Fußabtreter dient, habt schon ein großes Stück des Weges hinter Euch, auf dem Ihr von großen Nutzen und Dienst sein werdet, wenn Ihr erst erkannt habt, dass Ihr etwas bestimmter und aktiver im Leben sein müsst. Das Tausendgüldenkraut – es wächst auf unseren Weiden – wird Dir helfen, Dein wahres Selbst zu finden, so dass Du ein aktiver, bewusster Arbeiter werden kannst, statt ein passives Werkzeug zu bleiben.“*
> *(Dr. Edward Bach, Gesammelte Werke, Von der Homöopathie zur Bach-Blütentherapie, Aquamarin-Verlag, Grafing, 5. Auflage 2003, ISBN 3-89427-242-2, S. 158).*

9. Cerato

Konstruktiv zu entwickelnde Tugend: **Weisheit**
Schattenseite der Seelenqualität (Fehler): **Unwissenheit**
Zugeordnetes Tierkreiszeichen: **Steinbock**

Wir befinden uns auf der Seelenebene. Die 12 Heilerblüten entsprechen den 12 grundlegenden Seelenqualitäten, die in ihrer Gesamtheit die seelische Konstitution des Individuums bilden. Eine der 12 auszubildenden Seelenqualitäten stellt in ihrer tugendhaften Ausbildung die *Weisheit* dar. Gelingt es nicht, *Weisheit* als Tugend auszubilden, so entwickelt sich stattdessen die Schattenseite der Seelenqualität, der geistige Fehler. Dieser ist die *Unwissenheit*. Sehen wir uns zunächst an, wie Bach die Schattenseite der Seelenqualität beschreibt:

Beschreibung der Schattenseite der Seelenqualität nach Bach

> *„Die Cerato – Menschen sind töricht. Sie sollten weise Lehrer und Ausbilder sein, aber sie scheinen zu viel auf die Meinungen anderer zu geben und lassen sich zu leicht von äußeren Umständen beeinflussen."*
> (Dr. Edward Bach, Gesammelte Werke, Von der Homöopathie zur Bach-Blütentherapie, Aquamarin-Verlag, Grafing, 5. Auflage 2003, ISBN 3-89427-242-2, S. 122).

> *[...] Für jene, die kein Vertrauen in sich selbst besitzen, die zuviel von den Ratschlägen anderer abhängen und erst auf den einen, dann auf den anderen hören. Ihr Mangel an Selbstachtung lässt sie zu leicht Bewunderung und Vertrauen gegenüber jedermann empfinden, der feste Ansichten zeigt; deshalb sind sie mühelos in Schwierigkeiten zu führen. [...] Ihrem eigenen gesunden Einschätzungs-vermögen trauen sie nicht. Anstatt ihre eigenen Wünsche und Ziele zu besitzen, werden sie nur zu häufig zitieren, was andere geraten oder gedacht haben. [...]*
> (Dr. Edward Bach, Gesammelte Werke, Von der Homöopathie zur Bach-Blütentherapie, Aquamarin-Verlag, Grafing, 5. Auflage 2003, ISBN 3-89427-242-2, S. 104).

Bei der dargestellten *Unwissenheit* handelt es sich nicht um fehlendes Wissen im Sinne von Informationen. Im Gegenteil suchen sich die Cerato-Menschen immer wieder neue und weitere Informationen zu ihren Fragen. Die Informationen tragen jedoch nicht zu einer zunehmenden Weisheit bei, da sie nicht in eine eigene

Erkenntnis verwandelt werden. Es mangelt am Zutrauen in eine eigene Erkenntnisfähigkeit. Diese ist jedoch allen Menschen gegeben. Unwissenheit bezeichnet also den Zustand, nicht zu wissen, dass man eigentlich erkenntnisfähig und damit weise ist.

Die gleiche Problematik finden wir in der Beschreibung der Schattenseiten des Tierkreiszeichens Steinbock wieder:

Beschreibung Tierkreiszeichen Steinbock, sofern nicht entwickelt:
kein Zutrauen zur eigenen Erkenntnis; orientiert sich daher sicherheitshalber an Vorgaben von außen; Starrsinn; Kritiksucht; Konservatismus

---

Betrachten wir nun die Beschreibung des Tierkreiszeichens Steinbock, sofern die besondere Seelenqualität (Tugend) konstruktiv entwickelt ist. Die besondere Qualität des Steinbocks ist die Weisheit im Sinne der Kenntnis um die Gesetze des Lebens. Diese Kenntnis führt zu zielgerichtetem Handeln. Dies entspricht der Darstellung Bachs bezüglich der Blütenqualität Cerato.

Beschreibung Tierkreiszeichen Steinbock, sofern konstruktiv entwickelt:
erkennt Gesetze und zu beachtende Rahmenbedingungen des Lebens; kann konzentriert Ziele verfolgen; richtet sein Handeln an stabilen Maßstäben aus

---

Machen wir uns den tieferen Zusammenhang zwischen der Tugend der *Weisheit* und dem Fehler der *Unwissenheit* als polare Aspekte der Seelenqualität des Steinbocks bzw. von Cerato noch einmal deutlich:

Weisheit bezeichnet die Erkenntnis der Welt. Diese Erkenntnisfähigkeit ist allen Menschen gegeben. Wer um diese Fähigkeit weiß, gewinnt Weisheit auf vielfache Weise, als Folge der Erfahrungen seines Lebens, als Folge von Überlegungen und Beobachtungen oder als Folge von Austausch und Gespräch. Wer um diese Erkenntnisfähigkeit nicht weiß, ist unwissend.

Um die Seelenqualität der Weisheit zu entfalten ist es erforderlich, Unvollkommenheit und Fehler als Quelle zu innerem Wachstum zu erkennen und zuzulassen.

Der bequemere Weg führt in den Schatten, zur Ausbildung des korrespondierenden Fehlers, der Unwissenheit. Der bequemere Weg ist es, sich an Vorgaben anderer zu orientieren, um Fehler und ihre negativen Folgen möglichst zu vermeiden. Damit vermeidet man es auch, Verantwortung für eigene Entscheidungen zu übernehmen.

Um diesen Weg in den Fehler zu überwinden und die Reifung der Persönlichkeitsqualität der Weisheit zu unterstützen, kann Cerato eingenommen werden.

Bach beschreibt das zugehörige Heilmittel Cerato zum einen in seiner Wirkung auf der symptomatischen Ebene:

Beschreibung der Wirkung und Anwendung des Heilmittels nach Bach

> *„Für jene, die an ihrer Fähigkeit zweifeln, Entscheidungen oder Urteile zu fällen. Sie fragen ständig andere um Rat und sind oft schlecht beraten."*
> *(Dr. Edward Bach, Gesammelte Werke, Von der Homöopathie zur Bach-Blütentherapie, Aquamarin-Verlag, Grafing, 5. Auflage 2003, ISBN 3-89427-242-2, S. 71).*

An anderer Stelle erweitert Bach die Darstellung in die tiefere Bedeutung der Seelenqualität hinein. Weisheit ist als Erkenntnis der Welt letztlich immer gleich, jedoch in ihrer Gewinnung an die Entfaltung der Individualität des einzelnen Menschen und an die damit verbundene Entwicklung von Selbstvertrauen gebunden.

> *„Gehörst Du zu jenen, die spüren, dass sie Weisheit besitzen, dass sie Philosoph sein und ihren Mitmenschen guten Rat geben könnten? [...] Bist Du, weil Du zu wenig Selbstvertrauen hast, dabei nicht imstande, das zu vollbringen – vielleicht weil Du zu sehr auf die Stimmen anderer hörst und auf die Konventionen der Welt zu viel Rücksicht nimmst? [...]*
> *Dann wird die Bleiwurz Dir helfen, Deine Individualität, Deine Persönlichkeit zu finden, und sie wird Dir ermöglichen, frei von äußeren Einflüssen die große Weisheitsgabe, die Dir gegeben ist, zum Wohle der Menschen zu gebrauchen."*
> *(Dr. Edward Bach, Gesammelte Werke, Von der Homöopathie zur Bach-Blütentherapie, Aquamarin-Verlag, Grafing, 5. Auflage 2003, ISBN 3-89427-242-2, S. 159-160).*

10. Impatiens

Konstruktiv zu entwickelnde Tugend:	**Vergebung**
Schattenseite der Seelenqualität (Fehler):	**Ungeduld**
Zugeordnetes Tierkreiszeichen:	**Widder**

Wir befinden uns auf der Seelenebene. Die 12 Heilerblüten entsprechen den 12 grundlegenden Seelenqualitäten, die in ihrer Gesamtheit die seelische Konstitution des Individuums bilden. Eine der 12 auszubildenden Seelenqualitäten stellt in ihrer tugendhaften Ausbildung die *Vergebung* dar. Gelingt es nicht, *Vergebung* als Tugend auszubilden, so entwickelt sich stattdessen die Schattenseite der Seelenqualität, der geistige Fehler. Dieser ist die *Ungeduld*. Sehen wir uns zunächst an, wie Bach die Schattenseite der Seelenqualität beschreibt:

Beschreibung der Schattenseite der Seelenqualität nach Bach

„Impatiens bedeutet ernste Pein, verursacht durch die Blockierung eines Kanals, der geistiges Licht und Wahrheit durchlassen sollte. Häufig ist eine gewisse Härte in ihrem Wesen, die dazu führt."
(Dr. Edward Bach, Gesammelte Werke, Von der Homöopathie zur Bach-Blütentherapie, Aquamarin-Verlag, Grafing, 5. Auflage 2003, ISBN 3-89427-242-2, S. 123).

„Für jene, die rasch sind im Denken und Handeln und alles schnell und ohne Zögern tun wollen. Im Falle einer Erkrankung sind sie darauf bedacht, rasch wieder zu genesen. Es fällt ihnen sehr schwer, mit langsamen Menschen Geduld zu zeigen, da sie es für falsch und eine Zeitverschwendung halten, und sie setzen alles daran, um solche Menschen in ihrem Tun zu beschleunigen. Oft ziehen sie es vor, allein zu arbeiten und zu denken, so dass sie alles in ihrem eigenen, gewohnten Tempo erledigen können."
(Dr. Edward Bach, Gesammelte Werke, Von der Homöopathie zur Bach-Blütentherapie, Aquamarin-Verlag, Grafing, 5. Auflage 2003, ISBN 3-89427-242-2, S. 75).

Bei der dargestellten *Ungeduld* handelt es sich nicht um eine gewisse Hektik und ständige Eile. Es geht vielmehr darum, dass der Impatiens-Mensch die Gabe besitzt, rasch zu einer Entscheidung zu gelangen und dadurch in seinem Tun und Handeln schnell wird. Er erwartet diese Entschlussfreudigkeit von jedem anderen und kann es nicht akzeptieren, dass andere länger für Entscheidungen und Handlungen benötigen. Der Impatiens-Mensch erlebt die Langsamkeit anderer als störend und fühlt sich durch deren Verhalten behindert. So gibt es für den Impatiens-Menschen nur zwei Alternativen: entweder lässt sich der Andere unter Druck setzen und schwenkt auf die gewünschte Geschwindigkeit ein, oder man wendet sich von ihm ab, da er nicht für kompetent erachtet wird, schnell genug zu begreifen und zu handeln. Er wird abgewertet, verurteilt. Daraus resultiert jedoch häufig eine Einsamkeit des Impatiens-Menschen, da er nur wenige Gleichbegabte um sich findet.

Die gleiche Problematik finden wir in der Beschreibung der Schattenseiten des Tierkreiszeichens Widder wieder:

Beschreibung Tierkreiszeichen Widder, sofern nicht entwickelt:
rücksichtslos; reizbar; rachsüchtig; aggressiv; cholerisch; überschießend; grenzverletzend; Wutausbrüche; Machtkämpfe; Vereinsamung

---

Betrachten wir nun die Beschreibung des Tierkreiszeichens Widder, sofern die besondere Seelenqualität (Tugend) konstruktiv entwickelt ist. Die besondere Qualität des Widders ist die Fähigkeit zu raschem Entschluss und Handeln und zu klarem Zielbewusstsein. Dies entspricht der Darstellung Bachs bezüglich der Blütenqualität Impatiens.

Beschreibung Tierkreiszeichen Widder, sofern konstruktiv entwickelt:
Selbstbehauptung; Spontaneität; Zielbewusstsein; Pioniergeist; Impulsivität; rasche Entschlusskraft; ergreift schnell Initiative; Siegen; Streben

---

Machen wir uns den tieferen Zusammenhang zwischen der Tugend der *Vergebung* und dem Fehler der *Ungeduld* als polare Aspekte der Seelenqualität des Widders bzw. von Impatiens noch einmal deutlich:

Vergebung als Tugend bezeichnet die Fähigkeit, den Anderen in seinem Anderssein zulassen zu können und zu respektieren, dass andere länger brauchen, um zu Entscheidungen und zum Handeln zu kommen. Vergebung bedeutet zudem die Erkenntnis, dass die Langsamkeit des Anderen nicht mutwillig zu meinem Schaden erfolgt, sondern dass der Andere in seiner Begabung zur Entscheidung nicht meine Voraussetzungen besitzt und daher nichts dafürkann. Die „Schuld" der Langsamkeit darf also vergeben werden.

Um die Seelenqualität der Vergebung zu entfalten ist es erforderlich, eine gleichberechtigte Balance zwischen ICH und DU zu gewinnen, so dass die Andersartigkeit respektiert werden kann. Dies bedeutet, sich zurückzunehmen.

Der bequemere Weg führt in den Schatten, zur Ausbildung des korrespondierenden Fehlers, der Ungeduld. Der bequemere Weg ist es, das eigene Tempo auf Kosten anderer durchsetzen, notfalls mit Gewalt oder Abwertung.

Um diesen Weg in den Fehler zu überwinden und die Reifung der Persönlichkeitsqualität der Vergebung zu unterstützen, kann Impatiens eingenommen werden.

Bach beschreibt das zugehörige Heilmittel Impatiens zum einen in seiner Wirkung auf der symptomatischen Ebene:

Beschreibung der Wirkung und Anwendung des Heilmittels nach Bach

> *„Zu jeder Zeit bei Ungeduld. Ungeduldig mit sich selbst, wollen Dinge beschleunigen, rasch erledigen, sofort gesund werden und wieder auf den Beinen sein. Ungeduldig mit anderen, gereizt über Kleinigkeiten, Temperament nur schwer unter Kontrolle zu halten. Können nicht warten. [...]"*
> (Dr. Edward Bach, Gesammelte Werke, Von der Homöopathie zur Bach-Blütentherapie, Aquamarin-Verlag, Grafing, 5. Auflage 2003, ISBN 3-89427-242-2, S. 105-106).

An anderer Stelle erweitert Bach die Darstellung in die tiefere Bedeutung der Seelenqualität hinein. Vergebung heißt, dem DU zu verzeihen, dass es anders ist als das ICH. Dann wird die Andersartigkeit des Gegenübers nicht mehr als Kränkung und Bedrohung erlebt, der schnellstmöglich mit Abwertung, Beherrschung oder Ausgrenzung begegnet werden muss.

> *„Gehörst Du zu jenen, die wissen, dass in der Tiefe ihres Wesens noch eine Spur von Grausamkeit vorhanden ist? [...] Hast Du noch das Verlangen in Dir, andere dazu zu zwingen, Deine Denkweise zu übernehmen? Bist Du ungeduldig und aus dieser Ungeduld heraus zuweilen reizbar und gemein? Sind noch Spuren des Inquisitors in der Tiefe Deines Wesens übrig?*
> *Dann strebst Du nun nach höchster Sanftmut, Freundlichkeit und Vergebung, und das Springkraut mit seinen blasslila Blüten – es wächst an so manchem Bachufer in Wales – wird Dir mit seinem Segen auf dem Wege helfen."*
> (Dr. Edward Bach, Gesammelte Werke, Von der Homöopathie zur Bach-Blütentherapie, Aquamarin-Verlag, Grafing, 5. Auflage 2003, ISBN 3-89427-242-2, S. 160).

11. Vervain

Konstruktiv zu entwickelnde Tugend:	**Toleranz**
Schattenseite der Seelenqualität (Fehler):	**Fanatismus**
Zugeordnetes Tierkreiszeichen:	**Skorpion**

Wir befinden uns auf der Seelenebene. Die 12 Heilerblüten entsprechen den 12 grundlegenden Seelenqualitäten, die in ihrer Gesamtheit die seelische Konstitution des Individuums bilden. Eine der 12 auszubildenden Seelenqualitäten stellt in ihrer tugendhaften Ausbildung die *Toleranz* dar. Gelingt es nicht, *Toleranz* als Tugend auszubilden, so entwickelt sich stattdessen die Schattenseite der Seelenqualität, der geistige Fehler. Dieser ist der *Fanatismus*. Sehen wir uns zunächst an, wie Bach die Schattenseite der Seelenqualität beschreibt:

Beschreibung der Schattenseite der Seelenqualität nach Bach

> *„Vervain ist der Schwärmer. Das sind Menschen, die zu energisch sich mühen, ihre Ideale zu erreichen, und sich dabei selbst Schaden zufügen. Sie haben ihre Ziele hoch gesteckt, statt aber sanft und geduldig zu sein, werden sie energisch und gehetzt. [...]"*
> (Dr. Edward Bach, Gesammelte Werke, Von der Homöopathie zur Bach-Blütentherapie, Aquamarin-Verlag, Grafing, 5. Auflage 2003, ISBN 3-89427-242-2, S. 123).

> *„Für jene mit festen Prinzipien und fixen Vorstellungen, die sie für richtig halten und nur sehr selten ändern. Sie haben das starke Verlangen, alle zu ihren eigenen Ansichten über das Leben zu bekehren. [...]."*
> (Dr. Edward Bach, Gesammelte Werke, Von der Homöopathie zur Bach-Blütentherapie, Aquamarin-Verlag, Grafing, 5. Auflage 2003, ISBN 3-89427-242-2, S. 80).

Beim dargestellten *Fanatismus* geht es nicht um die Begeisterung für eine gute Sache. Das Problem steckt darin, dass ausschließlich die eigenen hohen Ansprüche und Vorstellungen als die einzig Richtigen akzeptiert werden. Mit aller verfügbaren Kraft wird dann einerseits versucht, den anderen Menschen die eigene Überzeugung aufzuzwingen. Andererseits setzt sich der Vervain-Mensch ständig unter Druck, um selbst den eigenen Ansprüchen gerecht zu werden.

Die gleiche Problematik finden wir in der Beschreibung der Schattenseiten des Tierkreiszeichens Skorpion wieder:

Beschreibung Tierkreiszeichen Skorpion, sofern nicht entwickelt:
Leistung und Überzeugungen werden übertrieben; es resultieren Härte, Extreme, Intoleranz, Fanatismus; liebt dann Macht und Autorität

Betrachten wir nun die Beschreibung des Tierkreiszeichens Skorpion, sofern die besondere Seelenqualität (Tugend) konstruktiv entwickelt ist. Die besondere Qualität des Skorpions ist ein ausgeprägter Idealismus verbunden mit eigener innerer Größe, Leistungs- und Beziehungsfähigkeit. Beziehungsfähigkeit resultiert dabei aus der Toleranz, den anderen als eigenes, selbstbestimmtes Individuum zu erkennen und zu akzeptieren. Leistungsfähigkeit resultiert aus der Toleranz, die eigenen Möglichkeiten und Grenzen anzunehmen und sich nicht ständig zu überfordern. Dies entspricht der Darstellung Bachs bezüglich der Blütenqualität Vervain.

Beschreibung Tierkreiszeichen Skorpion, sofern konstruktiv entwickelt:
Idealistische Menschen, die fähig und bestrebt sind, sich weiter zu entwickeln und ihren eigenen Weg zu gehen; selbstbewusst; beziehungsfähig; leistungsstark und leistungswillig; ausdauernd; seelische Transformation

Machen wir uns den tieferen Zusammenhang zwischen der Tugend der *Toleranz* und dem Fehler des *Fanatismus* als polare Aspekte der Seelenqualität des Skorpions bzw. von Vervain noch einmal deutlich:

Toleranz als Tugend bezeichnet die Fähigkeit, den Anderen in seiner Selbstbestimmtheit zulassen zu können. Ebenso bezieht sich die Toleranz auf die eigene Person und beschreibt die Fähigkeit, sich selbst Unzulänglichkeiten zuzugestehen.
Um die Seelenqualität der Toleranz zu entfalten ist es erforderlich, die eigenen extremen Ansprüche zu überwinden. Es geht zunächst um den Sieg über sich selbst. Daraus resultiert die innere Größe, auch den anderen Menschen in seiner Selbstbestimmtheit annehmen zu können.

Der bequemere Weg führt in den Schatten, zur Ausbildung des korrespondierenden Fehlers, des Fanatismus. Der bequemere Weg ist es, den eigenen hohen Maßstab zur Dominanz über Andere zu nutzen und sich selbst immer neu mit unbeugsamem Willen zur Disziplin anzuhalten.

Um diesen Weg in den Fehler zu überwinden und die Reifung der Persönlichkeitsqualität der Toleranz zu unterstützen, kann Vervain eingenommen werden.

Bach beschreibt das zugehörige Heilmittel Vervain zum einen in seiner Wirkung auf der symptomatischen Ebene:

Beschreibung der Wirkung und Anwendung des Heilmittels nach Bach

> *„Die Willensstarken. Sie sind energisch und tendieren dazu, sich selbst und andere zu überfordern, sowohl mental als auch körperlich. Sie lassen sich nicht schlagen und machen selbst dann noch weiter, wenn andere längst schon aufgegeben hätten. [...]"*
> (Dr. Edward Bach, Gesammelte Werke, Von der Homöopathie zur Bach-Blütentherapie, Aquamarin-Verlag, Grafing, 5. Auflage 2003, ISBN 3-89427-242-2, S. 105).

An anderer Stelle erweitert Bach die Darstellung in die tiefere Bedeutung der Seelenqualität hinein. Toleranz ist grundlegende Voraussetzung, um wahrhaft Großes zu leisten, denn Großes resultiert nicht aus überzogenen, verhärteten Maßstäben, sondern aus einem ruhigen Wachsen heraus.

> *„Gehörst Du zu jenen, die vor Begeisterung brennen? Die sich sehnen, Großes zu leisten und das am liebsten in einem einzigen Augenblick vollbracht wissen wollen? [...] Findest Du, dass Deine Begeisterung Dich verleitet, anderen gegenüber streng zu sein? Wünschst Du, dass sie die Dinge ebenso sehen wie Du? Versuchst Du, ihnen Deine Meinung aufzuzwingen? Bist Du ungeduldig, missmutig, wenn sie Dir nicht folgen?*
> *Dann hast Du in Dir die Kraft, ein Anführer und Lehrer der Menschen zu werden. Das Eisenkraut, das zierliche Pflänzchen mit violetten Blüten, das in unseren Hecken wächst, wird Dir zu den Eigenschaften verhelfen, die Du brauchst: Freundlichkeit zu Deinen Mitmenschen und Toleranz den Meinungen anderer gegenüber. Es wird Dir helfen zu erkennen, dass die großen Dinge im Leben ruhig und sanft vollbracht werden und ohne große Spannung und Belastung."*
> (Dr. Edward Bach, Gesammelte Werke, Von der Homöopathie zur Bach-Blütentherapie, Aquamarin-Verlag, Grafing, 5. Auflage 2003, ISBN 3-89427-242-2, S. 159).

12. Water Violet

Konstruktiv zu entwickelnde Tugend:	**Freude**
Schattenseite der Seelenqualität (Fehler):	**Kummer**
Zugeordnetes Tierkreiszeichen:	**Wassermann**

Wir befinden uns auf der Seelenebene. Die 12 Heilerblüten entsprechen den 12 grundlegenden Seelenqualitäten, die in ihrer Gesamtheit die seelische Konstitution des Individuums bilden. Eine der 12 auszubildenden Seelenqualitäten stellt in ihrer tugendhaften Ausbildung die *Freude* dar. Gelingt es nicht, *Freude* als Tugend auszubilden, so entwickelt sich stattdessen die Schattenseite der Seelenqualität, der geistige Fehler. Dieser ist der *Kummer*. Sehen wir uns zunächst an, wie Bach die Schattenseite der Seelenqualität beschreibt:

Beschreibung der Schattenseite der Seelenqualität nach Bach

„Water Violet ist Trauer jener Art, die nur große Seelen kennen, die mutig und ergeben, tapfer und ohne zu klagen, ihren Kummer tragen, ohne andere damit zu belasten, oder sich selbst in ihrem Lebenswerk von ihm ablenken zu lassen."
(Dr. Edward Bach, Gesammelte Werke, Von der Homöopathie zur Bach-Blütentherapie, Aquamarin-Verlag, Grafing, 5. Auflage 2003, ISBN 3-89427-242-2, S. 123).

„Dies sind sehr schöne Menschen, im Denken und oft auch körperlich. Sie sind sanft, ruhig, sehr kultiviert und doch auch Meister ihres Schicksals; sie führen ihr Leben in stiller Sicherheit und Bestimmung. Sie sind gern viel allein. [...] Sie bauen selten starke Bindungen auf, nicht einmal zu ihren nächsten Mitmenschen. [...]."
(Dr. Edward Bach, Gesammelte Werke, Von der Homöopathie zur Bach-Blütentherapie, Aquamarin-Verlag, Grafing, 5. Auflage 2003, ISBN 3-89427-242-2, S. 106).

Kummer infolge schicksalhafter Lebensereignisse erlebt jeder Mensch. Bei den Water Violet-Menschen ist dieser Kummer in besonderer Weise charakterisiert. Er wird zum einen getragen auf der Grundlage einer ruhigen Gewissheit über den eigenen Lebensweg, ist also nicht in der Lage, den Menschen von seinem Weg abzubringen. Andererseits wird er allein getragen, also nicht mit anderen Menschen geteilt. Der Volksmund sagt: *Geteiltes Leid ist halbes Leid*. Wer sich in seinem Kummer isoliert und zurückzieht, erlaubt dem Kummer, einen wesentlichen

Teil des eigenen Lebens zu bilden. Der Kummer wird dann zum ständigen Begleiter, anstelle der Menschen, mit denen man sein Inneres nicht teilt. Dieser Kummer lässt sich dann nur tragen, indem er wie zelebriert wird und sich der Mensch quasi durch den Kummer definiert. Solche Art Kummer macht überheblich und grenzt den Menschen von anderen ab, denen nicht zugemutet (und zugetraut wird), diesen Kummer ein Stück mitzutragen.

Die gleiche Problematik finden wir in der Beschreibung der Schattenseiten des Tierkreiszeichens Wassermann wieder:

Beschreibung Tierkreiszeichen Wassermann, sofern nicht entwickelt:
innere Unruhe; Exzentrik; Stolz; Überheblichkeit; Einsamkeit; lehnt Kontakte zu Menschen vehement ab; Isolation

---

Betrachten wir nun die Beschreibung des Tierkreiszeichens Wassermann, sofern die besondere Seelenqualität (Tugend) konstruktiv entwickelt ist. Die besondere Qualität des Wassermanns ist der selbstbewusste Individualismus, welcher gepaart ist mit einer tiefen Menschenliebe. Dies entspricht der Darstellung Bachs bezüglich der Blütenqualität Water Violet.

Beschreibung Tierkreiszeichen Wassermann, sofern konstruktiv entwickelt:
echtes Selbstbewusstsein; ausgeprägter Individualismus; unkonventionell; unabhängig; wandlungsfähig; emanzipiert; souverän; unaufdringlich; agiert taktvoll aus dem Hintergrund; Menschenliebe

---

Machen wir uns den tieferen Zusammenhang zwischen der Tugend der *Freude* und dem Fehler des *Kummers* als polare Aspekte der Seelenqualität des Wassermanns bzw. von Water Violet noch einmal deutlich:

Freude als Tugend basiert auf der Erkenntnis des Prinzips der Einheit, dem Menschen als Teil des Großen Ganzen. Kummer wird darin als Weg zu Erkenntnis begriffen. In der Läuterung des Erkennens wandelt sich der Kummer in die Freude der Sinnhaftigkeit allen Geschehens.

Um die Seelenqualität der Freude zu entfalten ist es erforderlich, eine Balance zwischen Individualität und Gemeinschaft zu entwickeln, das Gleichgewicht zu finden zwischen Nähe und Distanz.

Der bequemere Weg führt in den Schatten, zur Ausbildung des korrespondierenden Fehlers, des Kummers. Der bequemere Weg ist es, Kummer zum Werkzeug zu machen, an dem die eigene Größe wie zelebriert wird. Dieser Kummer sondert ab. Um diesen Weg in den Fehler zu überwinden und die Reifung der Persönlichkeitsqualität der Freude zu unterstützen, kann Water Violet eingenommen werden.

Bach beschreibt das zugehörige Heilmittel Water Violet zum einen in seiner Wirkung auf der symptomatischen Ebene:

Beschreibung der Wirkung und Anwendung des Heilmittels nach Bach

> *„Für jene, die in Gesundheit oder Krankheit lieber allein sind. [...]. Sie sind sehr unabhängig, fähig und selbstsicher, fast ganz unbeeinflusst von den Meinungen anderer. Sie sind zurückhaltend, lassen andere in Ruhe und gehen ihre eigenen Wege. [...]."*
> (Dr. Edward Bach, Gesammelte Werke, Von der Homöopathie zur Bach-Blütentherapie, Aquamarin-Verlag, Grafing, 5. Auflage 2003, ISBN 3-89427-242-2, S. 75).

An anderer Stelle erweitert Bach die Darstellung in die tiefere Bedeutung der Seelenqualität hinein. Freude heißt, sich im Erkennen vom Kummer zu befreien und dadurch bereit zu werden, durch die eigenen Fähigkeiten den Mitmenschen zu dienen. Die eigene Größe wird nicht mehr gebunden durch den Kummer, der zu tragen ist. Sie wird frei für das Dienen.

> *„[...] Dann wird Dir die hübsche Sumpfwasserfeder, die frei auf dem Wasser unserer klarsten Bäche treibt, helfen, damit Du verstehst, dass Deine Trauer, Dein Kummer Dich läutern, Dich näher bringen einem großen Ziel: Dass Du lernst, Deinen Mitmenschen selbst in der Stunde der Heimsuchung zu dienen; dass Du lernst, in der Welt ganz auf Dich allein gestellt zu leben und die tiefe Freude aus der vollkommenen Freiheit zu gewinnen und so der Menschheit vollkommen dienen zu können. Wenn das erkannt ist, gibt es kein Opfer mehr, sondern die höchste Freude der Hilfsbereitschaft unter allen Umständen. Weiterhin wird die kleine Pflanze Dir verstehen helfen, dass so viel im Leben, das Du für gemein und traurig hältst, in Wahrheit zum Guten derer dient, die Du bedauerst."*
> (Dr. Edward Bach, Gesammelte Werke, Von der Homöopathie zur Bach-Blütentherapie, Aquamarin-Verlag, Grafing, 5. Auflage 2003, ISBN 3-89427-242-2, S. 160-161)

Die 7 Helferblüten

Bach war davon überzeugt, dass die eigentliche Ursache einer jeden Krankheit auf der geistig-seelischen Ebene zu finden ist und schon lange vor Ausbruch der körperlichen Symptome existiert. Er stellte in diesem Kontext grundlegende Prinzipien dar, die wir in gleicher Weise in allen ganzheitlichen Medizinsystemen wiederfinden:

1. **Krankheit kommt nur in der Einzahl vor, als das *Herausgefallen-sein aus der Harmonie mit der Einheit*.**

> „[...] *Wir sprachen von dem einen grundsätzlichen Fehler, den der Mensch machen kann und der darin besteht, gegen die Einheit zu handeln; dies geschieht aus Eigenliebe. Ebenso können wir sagen, dass es nur ein ursprüngliches Gebrechen gibt: Krankheit oder körperliches Leid. Und da wir beim Handeln gegen die Einheit verschiedene Arten unterscheiden können, so mag auch die Krankheit - als Resultat dieses Handelns - in unterschiedliche Hauptgruppen eingeteilt werden, je nach ihrer Ursache. [...]"*
> (Dr. Edward Bach, Gesammelte Werke, Von der Homöopathie zur Bach-Blütentherapie, Aquamarin-Verlag, Grafing, 5. Auflage 2003, ISBN 3-89427-242-2, S. 187).

Die Harmonie mit der Einheit wäre Gesundheit, als Gegenpol der Krankheit. Bei dem Herausfallen aus der Einheit (Bach nennt es das Handeln gegen die Einheit) gibt es nach Bach 7 grundsätzliche Arten (Grundfehler). Demzufolge lassen sich die daraus resultierenden Krankheitsbilder ebenfalls in 7 Gruppen einteilen.

> „*Die eigentlichen Grundkrankheiten des Menschen sind Fehler wie Stolz, Grausamkeit, Hass, Eigenliebe, Unwissenheit, Unsicherheit und Habgier; jeder dieser Züge wird sich bei näherer Betrachtung als gegen die Einheit gerichtet erweisen. Fehler wie diese sind die wirklichen Krankheiten, und ein Beibehalten solcher Mängel über jedes Stadium der Entwicklung hinaus, in dem wir sie als falsch erkannt haben, ist es, was im Körper schädliche Folgen verursacht, die wir dann als Krankheiten erleben."*
> (Dr. Edward Bach, Gesammelte Werke, Von der Homöopathie zur Bach-Blütentherapie, Aquamarin-Verlag, Grafing, 5. Auflage 2003, ISBN 3-89427-242-2, S. 188).

2. Die Krankheit dient als Korrektiv, um einen Zustand der Vollkommenheit zu entwickeln. Daher ist Leiden an sich wohltätig.

> *„Der Zweck der Krankheit ist, uns davon abzuhalten, weiterhin falsch zu handeln, also die wirksamste Methode, unsere Persönlichkeit mit der Seele zu harmonisieren. [...]"*
> (Dr. Edward Bach, Gesammelte Werke, Von der Homöopathie zur Bach-Blütentherapie, Aquamarin-Verlag, Grafing, 5. Auflage 2003, ISBN 3-89427-242-2, S. 226).

Für die Überwindung der 7 geistigen Fehler fand Bach die 7 Helferblüten.

> *„Nun wollen wir uns mit Krankheiten beschäftigen, die schon längere Zeit bestehen. Wenn der Patient keine Besserung zeigt, nachdem man ihm das richtige Heilmittel aus der Reihe der zwölf Heiler gegeben hat, stehen sieben weitere Mittel zu Verfügung, um ihm den Weg zur Gesundheit zu ebnen. [...]"*
> (Dr. Edward Bach, Gesammelte Werke, Von der Homöopathie zur Bach-Blütentherapie, Aquamarin-Verlag, Grafing, 5. Auflage 2003, ISBN 3-89427-242-2, S. 91).

> *„Man wird feststellen, dass in gewissen Fällen keiner der zwölf Heiler exakt zu passen scheint, und viele dieser Fälle sind so beschaffen, dass man sich derart an die Krankheit gewöhnt hat, dass sie als Teil des eigenen Wesens erscheint. Es ist schwierig, das wahre, eigene Selbst zu sehen, weil man sich, statt Heilung zu suchen, angepasst und sein Leben so eingerichtet hat, dass es zur Krankheit passt. Statt entschlossen zu sein, die Krankheit zu besiegen, hat man sich ergeben und seine Gebrechen als unvermeidlich angenommen, sein Leben so geordnet, dass es sich mit den Beschwerden arrangiert. Solche Menschen haben viel von ihrer Individualität verloren, von ihrer Persönlichkeit, und man muss ihnen helfen, aus dem eingefahrenen Gleis, aus der Spur herauszufinden, in der sie sich festfahren, bevor es überhaupt möglich ist festzustellen, welchen der „Zwölf Heiler" sie brauchen."*
> (Dr. Edward Bach, Gesammelte Werke, Von der Homöopathie zur Bach-Blütentherapie, Aquamarin-Verlag, Grafing, 5. Auflage 2003, ISBN 3-89427-242-2, S. 110).

Bach beschreibt sehr klar und differenziert die Ebenen, auf denen, oder besser: *durch* die sich Krankheit entwickelt. Krankheit ist kein Zustand auf einer bestimmten Ebene, sondern ein Prozess, der sich durch alle Ebenen in einer festen Folge vollzieht! Die früheste Stufe der Krankheitsentwicklung war die Ebene der seelischen Konstitution. Aufgabe war es auf der seelischen Ebene eigentlich, die eigene Konstitution zu entwickeln, um auf diese Weise zu einer reifen und kraftvollen Individualität zu gelangen. Gelingt diese konstitutionelle Reifung nicht, so bleibt der Mensch unreif und dadurch eingeschränkt, seinen Lebensweg entsprechend der Lebensaufgabe zu bewältigen. Zur Kompensation der unausgereiften Konstitution entwickelt der Mensch sich nun auf der geistigen Ebene in eine Art „Ersatzindividualität". Dies stellt die zweite Phase des Krankseins dar. Auch die geistige Ebene wird nun nicht gereift entwickelt, ausgehend von einer stabilen Konstitution. Sie wird stattdessen zur stützenden Fassade, hinter der schließlich die eigentliche Konstitution wie verblasst. Die selbstgewählte geistige (Fehl-) Entwicklung wird zur handlungsführenden Lebensmitte. Damit entfernt sich der Mensch einen weiteren Schritt vom göttlichen Plan, also von dem ihm eigentlich zum Auftrag gegebenen Inkarnationsweg dieses Lebens.

Mit den 7 Helferblüten, die Bach als zweite Serie fand, verlassen wir also die Ebene der Seele. Nun geht es um die geistige Dimension des Menschen, um die Überwindung der 7 geistigen Fehler und die Ausbildung der grundlegenden 7 geistigen Tugenden. Diese 7 Grundfehler entsprechen in der indischen und buddhistischen Medizin den sogenannten *Kleshas*. Die Kleshas stehen den Tugenden als polare Kräfte gegenüber (Polarität als Schöpfungsprinzip).

Die Lebensaufgabe des Menschen im Sinne der Weiterentwicklung besteht auf geistiger Ebene in der Ausbildung der 7 grundlegenden Tugenden, welche die Voraussetzung für den Erleuchtungsweg über die 7 Chakras darstellen. Die Tugenden auszubilden ist jedoch anstrengend. Die Kleshas bilden quasi eine bequeme Alternative. Statt der Ausbildung der Tugend kann der schwache Mensch auch das zugehörige polare Klesha ausbilden. Dieses führt in der Alltagsbewältigung zu einer Stabilität des Egos sowie zur sozialen Handlungskompetenz, jedoch ohne die weiterreichenden Potentiale der Tugend hinsichtlich Einheitsbildung und Erleuchtung.

Die 7 Helferblüten korrigieren die 7 geistigen Grundfehler (Kleshas).

Blüte	Geistige Tugend	Geistiger Grundfehler	Klesha
Rock Water	Wissen	Unwissenheit	*avidya (Unwissenheit)*
Vine	Bescheidenheit	Stolz	*asmita (übermäßiges Ego) uddhaccam (Anmaßung)*
Heather	Nächstenliebe	Eigenliebe	*asmi-mana (Ich-Dünkel)*
Oak	Sanftmütigkeit	Grausamkeit	*anottappam (Gewissenlosigkeit, Rücksichtslosigkeit)*
Olive	Fürsorglichkeit	Habgier	*raga / lobha (Gier, Begierde)*
Gorse	Mitgefühl	Hass	*dosa (Hass)*
Wild Oat	Selbstbestimmung	Unsicherheit	*abhinivesha/ vicikiccha (Zweifel)*

1. Rock Water

Konstruktiv zu entwickelnde Geistige Tugend: **Wissen**
korrespondierender Geistiger Grundfehler: **Unwissenheit**

Wir befinden uns auf der geistigen Ebene. Die 7 Helferblüten entsprechen den 7 grundlegenden Tugenden, die während des geistigen Reifungsprozesses entwickelt werden müssen. Eine der 7 auszubildenden geistigen Tugenden stellt das *Wissen* dar. Gelingt es nicht, *Wissen* als Tugend auszubilden, so entwickelt sich stattdessen die Schattenseite der Tugend, der geistige Fehler (Klesha). Dieser ist die *Unwissenheit*. Sehen wir uns zunächst an, wie Bach die Schattenseite der Tugend, den geistigen Fehler, beschreibt:

Beschreibung des Geistigen Fehlers nach Bach

> *„Unwissenheit ist das Versäumnis zu lernen, die Weigerung, die Wahrheit zu sehen, wenn sich die Gelegenheit dazu bietet, und sie führt zu vielen falschen Handlungen, die nur im Dunkel bestehen können und unmöglich werden, wenn uns das Licht von Wahrheit und Wissen umgibt."*
> (*Dr. Edward Bach, Gesammelte Werke, Von der Homöopathie zur Bach-Blütentherapie, Aquamarin-Verlag, Grafing, 5. Auflage 2003, ISBN 3-89427-242-2, S. 189*).

Bei der dargestellten *Unwissenheit* handelt es sich also nicht um ein simples Fehlen von Faktenwissen oder detaillierten Informationen, sondern um eine Form geistiger Unbeweglichkeit und Erstarrung. Diese Thematik finden wir ebenfalls in der Beschreibung des entsprechenden Kleshas.

Zugeordnetes hinduistisches Klesha: avidya (Unwissenheit)
Zugehöriges buddhistisches Klesha: moha, avijja (Verblendung)

Erläuterung des Kleshas:

Avidya (Unwissenheit) ist die Quelle aller Kleshas, sie ist die geistige Trübung, der „Schleier", der sich über unsere Wahrnehmung legt. *Avidya* lässt uns innerlich erstarren und anhaften und kann zu Zorn, Habgier, Angst und Hass führen. *Avidya* wird befreit durch *Vidya* (Wissen und Erkenntnis). *Wissen* ist nicht die Anhäufung von reinem Faktenwissen, sondern der Zuwachs von Erkenntnis durch erlebte Veränderung (persönliche Weiterentwicklung, Reifung) im Lebensverlauf. Dies schließt die Erkenntnis ein, dass gewonnene Ansichten oder Überzeugungen stets an den einzelnen Menschen gebunden sind. Wissen besitzt also eine stark individuelle Komponente. Jeder Mensch geht seinen eigenen Erkenntnisweg zum Wissen, in seiner eigenen Geschwindigkeit.

Das bequemere Klesha entspricht der Weigerung zu lernen und zur Veränderung, stattdessen erstarrt der Mensch in Prinzipien, ist verkopft, entwickelt eine Überbetonung des geistigen Pols, die Lebendigkeit kommt zu kurz. Es resultiert eine Ansammlung toter Prinzipien und Dogmen, ohne die Lebendigkeit echten Wissens. Diese Dogmen werden entsprechend auf alle Menschen übertragen und als verbindlich und verpflichtend für alle postuliert.

Diese Entwicklung stellt auch Bach bei der Beschreibung der Schattenseite der Tugend dar:

Beschreibung der Schattenseite der Tugend nach Bach

> *„Menschen mit Idealen; sie haben sehr feste Meinungen über Religion, Politik oder Reformen. […] Sie lassen zu, dass ihr Denken und in weitem Maße auch ihr Leben von ihren Theorien bestimmt werden. Jedes Scheitern bei dem Versuch, andere zu bewegen, ihren Vorstellungen zu folgen, macht sie sehr unglücklich. Sie wollen die Welt nach ihren eigenen Ansichten neu planen, anstatt behutsam und ruhig ihren kleinen Teil in dem großen Plan zu erfüllen. […]"*
> (Dr. Edward Bach, Gesammelte Werke, Von der Homöopathie zur Bach-Blütentherapie, Aquamarin-Verlag, Grafing, 5. Auflage 2003, ISBN 3-89427-242-2, S. 114).

Weiterhin führt Bach aus, welche Verhaltensweise notwendig ist, um die geistige Tugend des *Wissens* zu entwickeln. Die entsprechende Verhaltensempfehlung entspricht dabei den Anweisungen, die auch nach buddhistischer und hinduistischer Lehre gegeben werden, um *Unwissenheit* zu überwinden und *Wissen* zu erlangen. Beachten wir, dass Bach davon spricht, (lebendige) *Erfahrung* als Ausgangspunkt für echtes Wissen anzustreben.

> *„Um Unwissenheit auszuschalten, sollten wir uns vor neuen Erfahrungen nicht fürchten, sondern mit wachem Sinn und offenen Augen und Ohren jedes Wissens-*

teilchen in uns aufnehmen, das wir erhaschen können. Zugleich müssen wir in unserem Denken beweglich bleiben, damit nicht vorgefasste Meinungen und Überzeugungen von früher uns die Möglichkeit rauben, weiteres Wissen zu erwerben. [...]"
(Dr. Edward Bach, Gesammelte Werke, Von der Homöopathie zur Bach-Blütentherapie, Aquamarin-Verlag, Grafing, 5. Auflage 2003, ISBN 3-89427-242-2, S. 195).

Als Unterstützung in diesem geistigen Reifungsprozess kann die Helferblüte Rock Water eingenommen werden.

„[...] Dieses Heilmittel bringt tiefen Frieden und Verständnis, erweitert die Sicht dahingehend, dass alle Menschen die Vollendung auf eigene Weise finden müssen und verhilft zu der Erkenntnis des Unterschiedes zwischen „Sein" und „Tun": In uns selbst nämlich eine Widerspiegelung des Großen zu sein und nicht zu versuchen, unsere eigenen Vorstellungen über andere zu stellen. [...]"
(Dr. Edward Bach, Gesammelte Werke, Von der Homöopathie zur Bach-Blütentherapie, Aquamarin-Verlag, Grafing, 5. Auflage 2003, ISBN 3-89427-242-2, S. 114-115).

Zusammenfassung Rock Water

Zu entwickelnde Tugend:
Wissen
Zur Entwicklung der Tugend notwendige innere Arbeit:
Zulassen der verändernden Lebendigkeit des Lebens, geistige Flexibilität
Bequemer Weg in den Schatten:
verhindern von Veränderung durch das Festhalten an starren Strukturen, Regeln und Dogmen; Versuch der Kompensation fehlender Weisheit durch Ansammlung von totem Faktenwissen

2. Vine

Konstruktiv zu entwickelnde Geistige Tugend: **Bescheidenheit**
korrespondierender Geistiger Grundfehler: **Stolz**

Wir befinden uns auf der geistigen Ebene. Die 7 Helferblüten entsprechen den 7 grundlegenden Tugenden, die während des geistigen Reifungsprozesses entwickelt werden müssen. Eine der 7 auszubildenden geistigen Tugenden stellt die *Bescheidenheit* dar. Gelingt es nicht, *Bescheidenheit* als Tugend auszubilden, so entwickelt sich stattdessen die Schattenseite der Tugend, der geistige Fehler (Klesha). Dieser ist der *Stolz*. Sehen wir uns zunächst an, wie Bach die Schattenseite der Tugend, den geistigen Fehler, beschreibt:

Beschreibung des Geistigen Fehlers nach Bach

„Stolz ist in erster Linie darauf zurückzuführen, dass wir die Kleinheit unserer Persönlichkeit und ihre völlige Abhängigkeit von der Seele nicht erkennen und jeder Erfolg, den sie vielleicht erringt, nicht aus ihr selbst stammt, sondern ein Segen ist, den die Göttlichkeit im Innern schenkt; zweitens auf den mangelnden Sinn für Proportionen, der einem den Blick auf die eigene Winzigkeit im Vergleich zum ganzen Schöpfungsplan nimmt. Da der Stolz sich nicht in Bescheidenheit und Ergebenheit dem Willen des großen Schöpfers unterwerfen will, verursacht er Handlungen, die gegen diesen göttlichen Willen gerichtet sind."
(Dr. Edward Bach, Gesammelte Werke, Von der Homöopathie zur Bach-Blütentherapie, Aquamarin-Verlag, Grafing, 5. Auflage 2003, ISBN 3-89427-242-2, S. 188).

Beim dargestellten *Stolz* wird also die eigene Persönlichkeit, das Ego, überbewertet und die Abhängigkeit all unserer Existenz und jeder unserer Leistungen von der göttlichen Quelle nicht erkannt bzw. nicht respektiert. Diese Thematik finden wir ebenfalls in der Beschreibung des entsprechenden Kleshas.

Zugeordnetes hinduistisches Klesha: asmita (übermäßiges Ego)
Zugehöriges buddhistisches Klesha: uddhaccam (Anmaßung)

Erläuterung des Kleshas:

Wenn wir uns zu sehr mit unserem ICH identifizieren, führt das zu *asmita*: Das Ego bläst sich auf, wird hochmütig, manipuliert und unterdrückt andere, neigt zur Selbstüberschätzung oder/und zum Selbstmitleid oder zur Selbstabwertung.

Beim Vine-Typ handelt es sich um Menschen mit echten Fähigkeiten. Die Aufgabe wäre, diese im Sinne einer wahrhaft inneren Größe in die Gemeinschaft (der Einheit) einzubringen. Dies erfordert Bescheidenheit, denn es ergäbe sich die Notwendigkeit, die eigenen Fähigkeiten zur Diskussion zu stellen, mit den Fähigkeiten anderer zu vergleichen, im Sinne der Verbesserung des großen Ganzen vielleicht sogar zurückzustellen oder zu relativieren. Bequemer ist die Ausbildung des *Kleshas*. Stolz hat weiterhin vollen Zugriff auf die vorhandenen Fähigkeiten, ohne diese jedoch der Bewertung durch die Einheit auszuliefern. Typisch dabei ist Folgendes: In Notsituationen tritt die wahre Natur zutage, denn Notsituationen lassen sich mit Stolz nicht bezwingen.

Diese Entwicklung stellt auch Bach bei der Beschreibung der Schattenseite der Tugend dar:

Beschreibung der Schattenseite der Tugend nach Bach

> *„Sehr fähige Menschen, die sich ihrer Fähigkeiten gewiss sind und ihren Erfolg zuversichtlich erwarten. Bei all ihrer Sicherheit denken sie, dass es auch für andere gut wäre, wenn sie sich überreden ließen, so zu handeln, wie sie selbst oder wie sie meinen, dass es richtig sei. Selbst im Krankheitsfall werden sie denen, die ihnen helfen und sie pflegen, Anweisungen erteilen und sich besserwisserisch zeigen. In Notsituationen sind sie zu außerordentlichen Leistungen in der Lage."*
> *(Dr. Edward Bach, Gesammelte Werke, Von der Homöopathie zur Bach-Blütentherapie, Aquamarin-Verlag, Grafing, 5. Auflage 2003, ISBN 3-89427-242-2, S. 80).*

Weiterhin führt Bach aus, welche Verhaltensweise notwendig ist, um die geistige Tugend der *Bescheidenheit* zu entwickeln. Die entsprechende Verhaltensempfehlung entspricht dabei den Anweisungen, die auch nach buddhistischer und hinduistischer Lehre gegeben werden, um *Stolz* zu überwinden und *Bescheidenheit* zu erlangen. Kern ist die Übung einer meditativen Betrachtung, um eine ungetrübte Sicht auf die wahre eigene Größe im Verhältnis zur Allmacht des Schöpfers zu gewinnen.

„Wenn uns Stolz erfasst, wollen wir versuchen zu erkennen, dass unsere Persönlichkeit aus sich heraus nichts ist. [...] Wir wollen uns bemühen, einen winzigen Blick auf das Allvermögen und die unvorstellbare Macht unseres Schöpfers zu erhaschen, der in einem Wassertropfen eine vollkommene Welt erschafft und Milchstrassen und ganze Universen hervortreten lässt. Wir wollen versuchen zu erkennen, dass wir ganz und gar von ihm abhängig sind und Ihm Bescheidenheit schulden. [...]"

(Dr. Edward Bach, Gesammelte Werke, Von der Homöopathie zur Bach-Blütentherapie, Aquamarin-Verlag, Grafing, 5. Auflage 2003, ISBN 3-89427-242-2, S. 193-194).

Als Unterstützung in diesem geistigen Reifungsprozess kann die Helferblüte Vine eingenommen werden.

Zusammenfassung Vine

Zu entwickelnde Tugend:
Bescheidenheit
Zur Entwicklung der Tugend notwendige innere Arbeit:
die eigenen Fähigkeiten der Kritik der anderen stellen
meditativer Übungsweg
Bequemer Weg in den Schatten:
Ausbildung von Stolz, dadurch Vermeidung konstruktiver Ausei-andersetzung

3. Heather

Konstruktiv zu entwickelnde Geistige Tugend: **Nächstenliebe**
korrespondierender Geistiger Grundfehler: **Eigenliebe**

Wir befinden uns auf der geistigen Ebene. Die 7 Helferblüten entsprechen den 7 grundlegenden Tugenden, die während des geistigen Reifungsprozesses entwickelt werden müssen. Eine der 7 auszubildenden geistigen Tugenden stellt die *Nächstenliebe* dar. Gelingt es nicht, *Nächstenliebe* als Tugend auszubilden, so entwickelt sich stattdessen die Schattenseite der Tugend, der geistige Fehler (Klesha). Dieser ist die *Eigenliebe*. Sehen wir uns zunächst an, wie Bach die Schattenseite der Tugend, den geistigen Fehler, beschreibt:

Beschreibung des Geistigen Fehlers nach Bach

> *„Eigenliebe wiederum ist ebenfalls eine Verleugnung der Einheit und der Verpflichtung gegenüber unseren Mitmenschen; sie veranlasst uns, Eigeninteressen über das Wohl der Menschheit und die Sorge und den Schutz für jene zu stellen, die um uns sind."*
> *(Dr. Edward Bach, Gesammelte Werke, Von der Homöopathie zur Bach-Blütentherapie, Aquamarin-Verlag, Grafing, 5. Auflage 2003, ISBN 3-89427-242-2, S. 189).*

Bei der dargestellten *Eigenliebe* werden also die eigenen Interessen und Vorstellungen in den Vordergrund gestellt. Die Sorge um andere Menschen erfolgt nur in dem Maße, in welchem diese unseren Eigeninteressen dienlich ist. Diese Thematik finden wir ebenfalls in der Beschreibung des entsprechenden Kleshas.

Zugeordnetes hinduistisches Klesha: asmita
Zugehöriges buddhistisches Klesha: asmi-mana (Ich-Dünkel)

Erläuterung des Kleshas:

Die Menschen spüren sehr wohl, wie unverzichtbar das Miteinander mit anderen Menschen ist. Sie leiden sogar an der Einsamkeit. Die Aufgabe wäre, zu erkennen, dass sich die Lebensaufgabe des Menschen in der sich gegenseitig helfenden

Gemeinschaft erfüllt und dies ein liebevolles und gegenseitiges Wahr- und Annehmen des jeweils anderen erfordert. Die liebevolle Annahme des Anderen mit seinen Problemen und Eigenheiten ist jedoch anstrengend, zumal sich dabei nicht nur seine positiven, sondern auch seine negativen Seiten zeigen. Eine echte gegenseitige liebevolle Annahme würde bedeuten, sich auch mit den Vorstellungen und Überzeugungen des Anderen auseinanderzusetzen, diese zu respektieren und den anderen Menschen mit divergierenden Überzeugungen anzunehmen. Bequemer ist die Entwicklung des *Kleshas*. Der völlig auf sich bezogene Mensch, ohne Wahrnehmung und echtes Interesse für die anderen Menschen (miss-) braucht diese, um sein Bedürfnis nach Gemeinsamkeit zu befriedigen, wobei er lediglich seine eigene Person in der Interaktion prägend werden lässt. Der auf sich bezogene Mensch sorgt sich nicht selbstlos um die anderen Menschen, sondern zieht aus dem Tun für Andere primär persönlichen Nutzen. Er definiert sich über seine kompetente Hilfe und fühlt sich gut dabei, wenn andere Menschen von ihm abhängig sind. Der Heathermensch manipuliert die Hilfsbedürftigen. Seine eigenen Interessen und Vorstellungen werden den anderen Menschen aufgedrängt.

Diese Entwicklung stellt auch Bach bei der Beschreibung der Schattenseite der Tugend dar:

Beschreibung der Schattenseite der Tugend nach Bach

> *„Für jene, die ständig Gesellschaft brauchen und suchen, weil sie es für notwendig halten, ihre eigenen Angelegenheiten mit anderen zu besprechen, ganz gleich, mit wem es auch sei. Sie sind sehr unglücklich, wenn sie einmal längere oder kürzere Zeit allein sein müssen."*
> (Dr. Edward Bach, Gesammelte Werke, Von der Homöopathie zur Bach-Blütentherapie, Aquamarin-Verlag, Grafing, 5. Auflage 2003, ISBN 3-89427-242-2, S. 75).

> *„Charakteristisch für die Heather-Menschen ist, dass sie sich um die Probleme anderer sorgen, nicht um die großen Dinge im Leben, sondern um die Kleinigkeiten des Alltags. [...] Sie regen sich auf und geraten außer sich, wenn sie sehen, dass andere ihren gutgemeinten Rat ablehnen. Sie setzen alles in ihrer Macht Stehende daran, andere zu dem zu überreden oder gar zu zwingen, was sie für richtig halten. [...] Sie lieben es, wenn andere Menschen von ihnen abhängig sind, und es bereitet ihnen Freude zu wissen, dass sie gebraucht werden und in jeder Lage mit Hilfe aufwarten können."*
> (Dr. Edward Bach, Gesammelte Werke, Von der Homöopathie zur Bach-Blütentherapie, Aquamarin-Verlag, Grafing, 5. Auflage 2003, ISBN 3-89427-242-2, S. 113-114).

Weiterhin führt Bach aus, welche Verhaltensweise notwendig ist, um die geistige Tugend der *Nächstenliebe* zu entwickeln. Die entsprechende Verhaltens-empfehlung entspricht dabei den Anweisungen, die auch nach buddhistischer und hinduistischer Lehre gegeben werden, um *Eigenliebe* zu überwinden und *Nächstenliebe* zu erlangen. Kern ist die Übung der konsequenten Hinwendung zum Nächsten, um auf diese Weise von der Ich-Zentrierung Abstand zu gewinnen.

> *„Die Heilung von Eigenliebe erreichen wir, indem wir uns nach außen den Mitmenschen zuwenden mit der Fürsorge und Aufmerksamkeit, mit der wir uns selbst bedenken. Dann wird uns ihr Wohlergehen so beschäftigen, dass wir uns selbst darüber vergessen. Es gilt, wie ein großer Orden der Bruderschaft es ausdrückt, „den Trost unseres eigenen Kummers anzustreben, indem wir unseren Mitgeschöpfen Linderung und Tröstung in der Stunde ihrer Not zukommen lassen." Dies ist die zuverlässigste Methode, die Eigenliebe und die ihr folgenden Störungen zu kurieren."*
> (Dr. Edward Bach, Gesammelte Werke, Von der Homöopathie zur Bach-Blütentherapie, Aquamarin-Verlag, Grafing, 5. Auflage 2003, ISBN 3-89427-242-2, S. 194-195).

Als Unterstützung in diesem geistigen Reifungsprozess kann die Helferblüte Heather eingenommen werden.

> *„Dieses Heilmittel kann ihre Gesundheit steigern, ihre Ängste beruhigen und ihre Befürchtungen und Sorgen in Bezug auf jene lindern, an denen sie interessiert sind."*
> (Dr. Edward Bach, Gesammelte Werke, Von der Homöopathie zur Bach-Blütentherapie, Aquamarin-Verlag, Grafing, 5. Auflage 2003, ISBN 3-89427-242-2, S. 114).

Zusammenfassung Heather

Zu entwickelnde Tugend:
Nächstenliebe
Zur Entwicklung der Tugend notwendige innere Arbeit:
Hinwendung zum anderen Menschen, echte Anteilnahme an seiner Person
Bequemer Weg in den Schatten:
Die Eigeninteressen werden vor die Interessen der Einheit gestellt.

4. Oak

Konstruktiv zu entwickelnde Geistige Tugend: **Sanftmütigkeit**
korrespondierender Geistiger Grundfehler: **Grausamkeit**

Wir befinden uns auf der geistigen Ebene. Die 7 Helferblüten entsprechen den 7 grundlegenden Tugenden, die während des geistigen Reifungsprozesses ent-wickelt werden müssen. Eine der 7 auszubildenden geistigen Tugenden stellt die *Sanftmütigkeit* dar. Gelingt es nicht, *Sanftmütigkeit* als Tugend auszubilden, so entwickelt sich stattdessen die Schattenseite der Tugend, der geistige Fehler (Klesha). Dieser ist die *Grausamkeit*. Sehen wir uns zunächst an, wie Bach die Schattenseite der Tugend, den geistigen Fehler, beschreibt:

Beschreibung des Geistigen Fehlers nach Bach

> *„Grausamkeit bedeutet Leugnung der Einheit aller und fehlendes Verständnis dafür, dass jegliche Handlung, die gegen einen anderen gerichtet ist, im Gegensatz zum Ganzen steht und daher eine Handlung gegen die Einheit ist. Keiner würde sich grausam gegen jene verhalten, die ihm lieb und nahe sind. Nach dem Gesetz der Einheit müssen wir wachsen, bis wir erkennen, dass jeder Teil des Ganzen uns lieb und nahe ist, bis selbst jene, die uns verfolgen, nur noch Empfindungen der Liebe und Sympathie in uns hervorrufen können."*
> (Dr. Edward Bach, Gesammelte Werke, Von der Homöopathie zur Bach-Blütentherapie, Aquamarin-Verlag, Grafing, 5. Auflage 2003, ISBN 3-89427-242-2, S. 188).

Die Ausprägung von *Grausamkeit* resultiert aus der falschen Vorstellung, dass der andere einem fremd oder fern sei. Da die gesamte Schöpfung tatsächlich jedoch eine untrennbare Einheit bildet, in der jede Handlung immer auf alle Geschöpfe wirkt, macht Grausamkeit keinen Sinn, denn jeder Mensch steht einem so nah, wie man sich selbst. Grausame Handlungen gegen andere Menschen betreffen also immer die ungeteilte Einheit aller Geschöpfe, einen selbst eingeschlossen.
Diese Thematik finden wir ebenfalls in der Beschreibung des entsprechenden Kleshas.

Zugeordnetes hinduistisches Klesha: -

Zugehöriges buddhistisches Klesha: anottappam   (Gewissenlosigkeit,
Rücksichtslosigkeit)

Erläuterung des Kleshas:

Im Vordergrund steht der tapfere, aber sinnlose Kampf. Nicht beachtet wird dabei die Symbolik einer Erkrankung, die uns eigentlich darauf hinweist, dass eine Änderung unserer Lebensweise und eine neue Erkenntnis notwendig sind, um wieder einen Zustand der Harmonie und Gesundheit zu erreichen. Die notwendige Veränderung wird nicht zugelassen, stattdessen wird mit nicht nachlassender Kraftanstrengung versucht, die alten Überzeugungen oder Zustände aufrecht zu halten. Das eigene Gewissen, also das höhere Selbst, wird nicht geachtet, daher *Gewissenlosigkeit*. Die eigenen Kräfte und die herrschenden Rahmenbedingungen werden als Anhalt für einen notwendigen Veränderungsprozess nicht berücksichtigt, daher *Rücksichtslosigkeit*. Es entsteht ein zwar tapferer, jedoch gewissenloser Kampf ohne Rücksicht auf Ressourcen und die Umgebung. Es resultiert daraus *Grausamkeit*, in erster Linie zunächst gegen sich selbst. Aus dieser rücksichtslosen Einstellung entsteht jedoch immer auch Grausamkeit gegenüber der Umgebung. Diese Entwicklung stellt auch Bach bei der Beschreibung der Schattenseite der Tugend dar:

Beschreibung der Schattenseite der Tugend nach Bach

> *„Für jene, die sich sehr anstrengen und Mühe geben, um wieder gesund zu werden, und auch in ihrem täglichen Leben hart kämpfen. Sie werden weiterhin eines nach dem anderen ausprobieren, auch wenn ihr Fall hoffnungslos scheint. Sie kämpfen weiter. Sie sind nicht zufrieden mit sich selbst, wenn Krankheit ihnen die Erfüllung ihrer Pflichten oder ihrer Hilfe für andere durchkreuzt. Sie sind tapfere Menschen, die gegen große Schwierigkeiten ankämpfen, ohne dass ihre Anstrengungen oder ihre Hoffnung dabei nachlassen."*
> (Dr. Edward Bach, Gesammelte Werke, Von der Homöopathie zur Bach-Blütentherapie, Aquamarin-Verlag, Grafing, 5. Auflage 2003, ISBN 3-89427-242-2, S. 79).

> *„Nach dem Gesetz von Ursache und Wirkung nämlich, ist es der Widerstand, der den Schaden anrichtet. Unser Ziel im Leben heißt, den Geboten unseres höheren Selbst zu folgen, ohne uns durch die Einflüsse anderer davon abbringen zu lassen. Dieses Ziel können wir nur erreichen, wenn wir sanftmütig unseren eigenen Weg*

gehen und uns dabei nie in das persönliche Leben eines anderen einmischen oder durch Grausamkeit und Hass ihm auch nur die geringste Verletzung zufügen. [...]
(Dr. Edward Bach, Gesammelte Werke, Von der Homöopathie zur Bach-Blütentherapie, Aquamarin-Verlag, Grafing, 5. Auflage 2003, ISBN 3-89427-242-2, S. 194).

Bach beschreibt in seinen Ausführungen sehr genau die Folgen von *Grausamkeit* auf der körperlichen Ebene:

„Schmerz ist die Folge von Grausamkeit, die anderen Schmerz bringt, und er kann mental oder körperlich sein. Seien sie aber gewiss: Wenn Sie Schmerzen leiden, brauchen Sie nur in sich zu forschen, und Sie werden eine harte Handlungs- oder Denkweise finden, die in ihrem Wesen besteht. Entfernen Sie sie, und Ihr Schmerz wird aufhören. [...]"
(Dr. Edward Bach, Gesammelte Werke, Von der Homöopathie zur Bach-Blütentherapie, Aquamarin-Verlag, Grafing, 5. Auflage 2003, ISBN 3-89427-242-2, S. 168).

Weiterhin führt Bach aus, welche Verhaltensweise notwendig ist, um die geistige Tugend der *Sanftmütigkeit* zu entwickeln. Die entsprechende Verhaltens-empfehlung entspricht dabei den Anweisungen, die auch nach buddhistischer und hinduistischer Lehre gegeben werden, um *Grausamkeit* zu überwinden und *Sanftmütigkeit* zu erlangen. Der Lehrmeister in diesem Falle ist körperlicher und/ oder seelischer Schmerz, welcher uns solange quält und immer größere Umfänge annimmt, bis wir erkennen, dass das Leiden nicht im Kampf besiegt werden kann, sondern seine Botschaft verstanden werden muss. Wer das Leid als Helfer annimmt und von ihm lernt, was es im Leben zu ändern gilt, der gesundet. Es resultiert aus dieser Haltung letztlich eine Sanftmut gegenüber sich selbst wie auch gegenüber anderen Menschen, denn es ist begriffen, dass durch Kampf und Grausamkeit nicht die eigene Vorstellung erzwungen werden kann, sondern Heilung durch friedvolle innere Veränderung geschieht.

„Wir müssen lernen, alle anderen zu lieben, selbst wenn wir dabei zunächst mit nur einem Menschen oder einem Tier anfangen. Dann lassen wir unsere Liebe wachsen und sich über einen größeren und weiteren Bereich ausdehnen, bis die ihr entgegenstehenden Mängel von selbst verschwinden. Liebe erzeugt Liebe, wie Hass Hass erzeugt."
(Dr. Edward Bach, Gesammelte Werke, Von der Homöopathie zur Bach-Blütentherapie, Aquamarin-Verlag, Grafing, 5. Auflage 2003, ISBN 3-89427-242-2, S. 194).

Als Unterstützung in diesem geistigen Reifungsprozess kann die Helferblüte Oak eingenommen werden. Oak stärkt nicht etwa unsere Kampfkraft, damit wir weiter durchhalten. Oak hilft uns vielmehr zu erkennen, dass Kampf an dieser Stelle der falsche Weg ist. So befreit uns Oak aus der Spirale der immer größer werdenden Selbstzweifel, die uns versuchen lassen, das Gefühl von Unfähigkeit und Versagen durch immer größere Kampfanstrengungen zu überwinden.

> *„Oak ist für jene Menschen, die trotz des Gefühls, dass keine Hoffnung mehr auf Heilung bestände, weiterkämpfen und gereizt über ihr Leiden sind. [...] Sie hassen ihre Unfähigkeit, ihre Rolle im Spiel des Lebens zu übernehmen, und halten sich für Versager."*
> (Dr. Edward Bach, Gesammelte Werke, Von der Homöopathie zur Bach-Blütentherapie, Aquamarin-Verlag, Grafing, 5. Auflage 2003, ISBN 3-89427-242-2, S. 112).

Zusammenfassung Oak

Zu entwickelnde Tugend:
Sanftmütigkeit
Zur Entwicklung der Tugend notwendige innere Arbeit:
Zulassen notwendig gewordener Veränderung
Lieben lernen
Bequemer Weg in den Schatten:
Kampf als Lebensprinzip lenkt vom Thema Veränderung ab

5. Olive

Konstruktiv zu entwickelnde Geistige Tugend:	**Fürsorge**
korrespondierender Geistiger Grundfehler:	**Habgier**

Wir befinden uns auf der geistigen Ebene. Die 7 Helferblüten entsprechen den 7 grundlegenden Tugenden, die während des geistigen Reifungsprozesses entwickelt werden müssen. Eine der 7 auszubildenden geistigen Tugenden stellt die *Fürsorge* dar. Gelingt es nicht, *Fürsorge* als Tugend auszubilden, so entwickelt sich stattdessen die Schattenseite der Tugend, der geistige Fehler (Klesha). Dieser ist die *Habgier*. Sehen wir uns zunächst an, wie Bach die Schattenseite der Tugend, den geistigen Fehler, beschreibt:

Beschreibung des Geistigen Fehlers nach Bach

> *„Habgier führt zu Machtgier. Sie ist eine Leugnung der Freiheit und Individualität jeder Seele. Statt zu erkennen, dass jeder von uns hier ist, um sich auf seine eigene Weise frei zu entwickeln, allein nach den Geboten der Seele, um seine Individualität zu entfalten und frei und ungehindert zu wirken, verlangt die von Habgier beherrschte Persönlichkeit, zu befehlen, zu formen und zu bestimmen, die Macht des Schöpfers an sich zu reißen."*
> *(Dr. Edward Bach, Gesammelte Werke, Von der Homöopathie zur Bach-Blütentherapie, Aquamarin-Verlag, Grafing, 5. Auflage 2003, ISBN 3-89427-242-2, S. 189.)*

Habgier ist also nicht nur die Gier nach immer neuem Besitz, sondern insbesondere auch eine Form der Übergriffigkeit. Es geht nicht nur darum, materielle Güter anzuhäufen. Habgier erstreckt sich ebenfalls auf die Macht über einen anderen Menschen, im schlimmsten Fall sogar darauf, ihn zu besitzen, vollkommen zu beherrschen.
Diese Thematik finden wir ebenfalls in der Beschreibung des entsprechenden Kleshas.

Zugeordnetes hinduistisches Klesha:	raga (Begierde)
Zugehöriges buddhistisches Klesha:	lobha (Gier, Begierde)

Erläuterung des Kleshas:

Raga bedeutet ein übermäßiges Verlangen, eine Gier nach vor allem materiellen Dingen. Ist dieser Wunsch erfüllt, stellt sich bald der nächste ein. Daraus entstehen Anhaftung und Leid. Dieses Leiden bedeutet die eigentliche Problematik. Zwar ist Leiden untrennbar mit dem Leben verbunden und unverzichtbarer Teil einer Weiterentwicklung, wird das Leiden jedoch zu groß, so geraten wir in einen Zustand geistiger und körperlicher Schwäche. Die Weisheitsschulen lehren uns, dass man Leiden nur überwinden kann, indem man loslässt. Wir dürfen nicht (übermäßig) anhaften an den leidbringenden Aspekten der Schöpfung. Unsere eigenen Einstellungen, beispielsweise zu Besitz, Erfolg, körperlichem Zustand oder Macht bestimmen maßgeblich, was wir als Leiden erleben und wie sehr es uns bedrückt. Die im Leben zu entwickelnde Tugend der Fürsorglichkeit verleiht eine innere Stärke, die uns unabhängig sein lässt von den leidbringenden Verlockungen des Lebens. Wir können das Leben genießen und uns freuen über alles, was uns gegeben ist, ohne von uns aus immer Neues zu erstreben.

Das bequemere *Klesha* ist die Gier. Aus Gier resultiert immer ein Zuviel. Je mehr wir das *Klesha* entwickeln, umso größer wird auch die Belastung, die uns das Leben aufbürdet. Erkennen wir nicht irgendwann, dass es unsere eigene Entscheidung ist, ob wir leiden wollen, so führt die Gier letztlich zum Zusammenbruch.

Diese Entwicklung stellt auch Bach bei der Beschreibung der Schattenseite der Tugend dar:

Beschreibung der Schattenseite der Tugend nach Bach

> *„In dieser, unserer Zivilisation wirft die Habgier über alles ihren Schatten. Es gibt da die Gier nach Wohlstand, Status, Position, weltlichem Ruhm, nach Komfort und Beliebtheit. Aber von diesen Aspekten der Gier wollen wir nicht reden, denn sie sind – vergleichsweise – harmlos. Am schlimmsten ist jedoch die Gier, einen anderen zu besitzen. [...] Ob wir Krankheit oder Not leiden, ob wir umgeben sind von Angehörigen oder Freunden, die uns eine Last sind; ob wir inmitten jener leben müssen, die uns befehlen und beherrschen, die unsere Pläne durchkreuzen und unser Fortkommen behindern – wir haben es selbst geschaffen. [...] In dem Augenblick, in dem wir selbst allen und allem um uns herum völlige Freiheit gegeben haben - wenn wir nicht mehr das Verlangen haben, zu binden und zu begrenzen; wenn wir von niemandem mehr irgendetwas erwarten; wenn all unser*

Denken allein „Geben" heißt und nie mehr „Nehmen" -, dann werden wir feststellen, dass wir frei sind von der ganzen Welt. [...]
(Dr. Edward Bach, Gesammelte Werke, Von der Homöopathie zur Bach-Blütentherapie, Aquamarin-Verlag, Grafing, 5. Auflage 2003, ISBN 3-89427-242-2, S. 172-174).

Bach beschreibt in seinen Ausführungen sehr genau die Folgen von *Habgier* auf der körperlichen Ebene. Ständige Gier führt irgendwann zur Erschöpfung. Die Sucht nach immer mehr und immer neuen Verlockungen des Lebens ist anstrengend, gleichzeitig lassen sich die ständig neuen Bedürfnisse immer weniger befriedigen.

„Für jene, die blass sind, ausgelaugt und erschöpft, sei es nach viel Kummer, Krankheit, Trauer oder langer Anstrengung. In jeder Beziehung sind sie sehr müde und haben das Gefühl, keine Kraft mehr zu besitzen, um weiterzukämpfen, und manchmal wissen sie kaum, wie sie sich auf den Beinen halten sollen."
(Dr. Edward Bach, Gesammelte Werke, Von der Homöopathie zur Bach-Blütentherapie, Aquamarin-Verlag, Grafing, 5. Auflage 2003, ISBN 3-89427-242-2, S. 92).

„[...] Die Folge von Habgier und Herrschsucht sind Krankheiten, die den Leidenden zum Sklaven seines eigenen Körpers machen, seine Absichten und Wünsche werden dann durch die Krankheit gezügelt und behindert."
(Dr. Edward Bach, Gesammelte Werke, Von der Homöopathie zur Bach-Blütentherapie, Aquamarin-Verlag, Grafing, 5. Auflage 2003, ISBN 3-89427-242-2, S. 189.

Weiterhin führt Bach aus, welche Verhaltensweise notwendig ist, um die geistige Tugend der *Fürsorge* zu entwickeln. Die entsprechende Verhaltensempfehlung entspricht den Anweisungen, die auch nach buddhistischer und hinduistischer Lehre gegeben werden, um *Habgier* zu überwinden und *Fürsorge* zu erlangen. Im Kern geht es darum, den anderen Menschen nicht zu beherrschen oder zum Befriedigen der eigenen Gier zu missbrauchen, sondern in seinem Entwicklungsprozess zu unterstützen.

„Wir müssen erkennen, dass jeder Mensch hier ist, um seinem eigenen Entwicklungsweg nach den Geboten seiner Seele zu folgen, und nur seiner Seele, und keiner von uns darf irgendetwas anderes tun, als seinen Nächsten bei dieser Entwicklung zu unterstützen. Wir müssen ihm helfen zu hoffen und, wenn es in unserer Macht steht, sein Wissen vermehren und Gelegenheiten fördern, die zu seinem Weiterkommen beitragen. [...]
Dies sollte die Einstellung von Eltern zum Kind, vom Meister zum Gesellen oder von Kamerad zu Kamerad sein: Fürsorge, Liebe und Schutz zu geben, soweit sie

notwendig ist und hilfreich sind, aber keinen Augenblick die naturgemäße Entfaltung der Persönlichkeit zu stören, da diese nach den Geboten der Seele zu erfolgen hat.“

(*Dr. Edward Bach, Gesammelte Werke, Von der Homöopathie zur Bach-Blütentherapie, Aquamarin-Verlag, Grafing, 5. Auflage 2003, ISBN 3-89427-242-2, S. 195-196.*

Als Unterstützung in diesem geistigen Reifungsprozess kann die Helferblüte Olive eingenommen werden. Olive stärkt nicht etwa unsere Durchhaltekraft, damit wir weiter gierig immer neuen Bedürfnissen und Verlockungen hinterherrennen können. Olive hilft uns vielmehr zu erkennen, dass sich die entstandene Erschöpfung nur auflösen lässt, indem wir weniger an den Verlockungen der Schöpfung haften und mehr den selbstlosen Dienst am Nächsten zum Mittelpunkt unseres Lebens machen.

Zusammenfassung Olive

Zu entwickelnde Tugend:
Fürsorge
Zur Entwicklung der Tugend notwendige innere Arbeit:
das Lösen von Anhaften (an Menschen, an Dingen, an eigenen Mustern)
Bequemer Weg in den Schatten:
der Versuch, durch immer mehr vom Leben das Glück zu erzwingen

6. Gorse

Konstruktiv zu entwickelnde Geistige Tugend:	**Mitgefühl**
korrespondierender Geistiger Grundfehler:	**Hass**

Wir befinden uns auf der geistigen Ebene. Die 7 Helferblüten entsprechen den 7 grundlegenden Tugenden, die während des geistigen Reifungsprozesses entwickelt werden müssen. Eine der 7 auszubildenden geistigen Tugenden stellt das *Mitgefühl* dar. Gelingt es nicht, *Mitgefühl* als Tugend auszubilden, so entwickelt sich stattdessen die Schattenseite der Tugend, der geistige Fehler (Klesha). Dieser ist der *Hass*. Sehen wir uns zunächst an, wie Bach die Schattenseite der Tugend, den geistigen Fehler, beschreibt:

Beschreibung des Geistigen Fehlers nach Bach:

> *„Hass ist das Gegenteil von Liebe, die Umkehrung des Gesetzes der Schöpfung. Hass widerspricht dem göttlichen Plan und leugnet den Schöpfer; er verleitet uns zu Handlungen und Gedanken, die der Einheit feindlich sind, und bewirkt das Gegenteil dessen, was die Liebe gebietet. [...]"*
> (Dr. Edward Bach, Gesammelte Werke, Von der Homöopathie zur Bach-Blütentherapie, Aquamarin-Verlag, Grafing, 5. Auflage 2003, ISBN 3-89427-242-2, S. 188-189).

Mit *Hass* als geistigem Fehler ist also nicht eine zeitlich begrenzte Reaktion, etwa in einem Konflikt oder bei einer Anfeindung, gemeint. Es handelt sich vielmehr um eine grundlegende Geisteshaltung, die die Liebesfähigkeit verhindert. Da Liebe als die ursprüngliche Qualität des Göttlichen gilt, die sich in der Schöpfung widerspiegelt, stellt sich der hassende Mensch in Konfrontation zum göttlichen Schöpfungsgedanken.
Diese Thematik finden wir ebenfalls in der Beschreibung des entsprechenden Kleshas.

Zugeordnetes hinduistisches Klesha:	-
Zugehöriges buddhistisches Klesha:	dosa (Hass)

Erläuterung des Kleshas:

Das Leben des Menschen ist nicht sinnentleert. Es basiert auf einem göttlichen Plan der Einheit und Liebe. Die Aufgabe des Menschen besteht darin, diese Einheit und Liebe mit zu gestalten und sich ihrer Gegenwart ständig bewusst zu sein. Hierzu ist eine wesentliche Tugend unverzichtbar: die Entwicklung von Mitgefühl. Aus Mitgefühl resultiert innerer Friede, ein friedvoller Geist. Wo dagegen der göttliche Plan des Lebens nicht erkannt wurde oder nicht gelebter Teil der eigenen Existenz ist, entsteht Hoffnungslosigkeit. Hoffnungslosigkeit in dieser Grundsätzlichkeit wäre jedoch mit dem Leben nicht vereinbar, denn es nimmt dem Menschen jede notwendige Lebensperspektive und Lebenskraft. Das ersatzweise ausgebildete *Klesha* versetzt den Menschen in die Lage, trotz fehlendem innerem Frieden lebensfähig zu bleiben. Hass aktiviert Kräfte, die einen Menschen trotz Verleugnung des göttlichen Plans der Einheit und Liebe am Leben bleiben lassen. Dieser Hass findet sich in verschiedenen Ausprägungen. Sehr häufig ist er gegen den Menschen selbst gerichtet, als tiefer, unbewusster Selbsthass.

Diese Entwicklung stellt auch Bach bei der Beschreibung der Schattenseite der Tugend dar:

Beschreibung der Schattenseite der Tugend nach Bach

> *„Tiefe Hoffnungslosigkeit; diese Menschen haben den Glauben aufgegeben, dass ihnen noch geholfen werden kann. Auf Zureden und um anderen einen Gefallen zu tun, probieren sie vielleicht verschiedene Behandlungsformen aus, versichern aber dabei ihrer Umgebung, dass die Hoffnung auf Linderung nur ganz gering sei.“*
> *(Dr. Edward Bach, Gesammelte Werke, Von der Homöopathie zur Bach-Blütentherapie, Aquamarin-Verlag, Grafing, 5. Auflage 2003, ISBN 3-89427-242-2, S. 71).*

> *„Sie sagen: „Ich habe alles ausprobiert, und es hat keinen Sinn weiterzumachen; nichts kann mich heilen.“ Sie haben aufgehört zu versuchen, sie haben sich ihrer Behinderung ergeben, sie beklagen sich nicht einmal mehr. [...] Die Ursache ihrer Resignation besteht darin, dass irgendwann Angst oder Schrecken oder Seelenqual sie dazu gebracht hatte, die Hoffnung aufzugeben, so dass sie aufhörten, sich weiter zu bemühen.“*
> *(Dr. Edward Bach, Gesammelte Werke, Von der Homöopathie zur Bach-Blütentherapie, Aquamarin-Verlag, Grafing, 5. Auflage 2003, ISBN 3-89427-242-2, S. 111-112)*

Weiter führt Bach aus, welche Verhaltensweise notwendig ist, um die geistige Tugend des *Mitgefühls* zu entwickeln. Die entsprechende Verhaltensempfehlung entspricht dabei den Anweisungen, die auch nach buddhistischer und hinduistischer Lehre gegeben werden, um *Hass* zu überwinden und *Mitgefühl* zu erlangen.

> *„Wenn Grausamkeit oder Hass uns den weiteren Weg versperren, wollen wir daran denken, dass Liebe das Fundament der Schöpfung ist, [...] Schließlich werden wir alle durch Liebe und Sanftheit gewinnen, und wenn wir diese beiden Eigenschaften genügend entwickelt haben, wird uns nichts mehr angreifen können, weil wir immer Mitgefühl zeigen und keinen Widerstand mehr entgegensetzen werden."*
> (Dr. Edward Bach, Gesammelte Werke, Von der Homöopathie zur Bach-Blütentherapie, Aquamarin-Verlag, Grafing, 5. Auflage 2003, ISBN 3-89427-242-2, S. 111-112)

Der Weg zum Mitgefühl führt somit über das Herz. *Sich ein Herz nehmen* bedeutet, sich der inneren Qualität der Herzensgüte anzuvertrauen, sich führen zu lassen vom Gefühl und bewusst zu verzichten auf Kontrolle und Führung des analytischen Verstandes. Liebe und Mitgefühl lassen sich nicht „herbeidenken", sondern nur fühlen. Wenn die Liebe durch das Herz gefühlt werden kann, wird Mitgefühl möglich.
Als Unterstützung in diesem geistigen Reifungsprozess kann die Helferblüte Gorse eingenommen werden. Gorse stärkt den Mut und gibt Zuversicht, sich dem Herzen anzuvertrauen.

> *„Gorse ist für jene, die viel gelitten haben und deren Mut sozusagen versagt hat; für jene, die einfach nicht mehr das Herz haben, es noch einmal zu versuchen."*
> (Dr. Edward Bach, Gesammelte Werke, Von der Homöopathie zur Bach-Blütentherapie, Aquamarin-Verlag, Grafing, 5. Auflage 2003, ISBN 3-89427-242-2, S. 112)

Zusammenfassung Gorse

Zu entwickelnde Tugend:
Mitgefühl
Zur Entwicklung der Tugend notwendige innere Arbeit:
Entdecken des göttlichen Plans hinter aller Schöpfung
Bequemer Weg in den Schatten:
Kraft aus ständiger Ablehnung ziehen, Fatalismus

---

7. Wild Oat

Konstruktiv zu entwickelnde Geistige Tugend: **Selbstbestimmung**
korrespondierender Geistiger Grundfehler: **Unsicherheit**

Wir befinden uns auf der geistigen Ebene. Die 7 Helferblüten entsprechen den 7 grundlegenden Tugenden, die während des geistigen Reifungsprozesses entwickelt werden müssen. Eine der 7 auszubildenden geistigen Tugenden stellt die *Selbstbestimmung* dar. Gelingt es nicht, *Selbstbestimmung* als Tugend auszubilden, so entwickelt sich stattdessen die Schattenseite der Tugend, der geistige Fehler (Klesha). Dieser ist die *Unsicherheit*. Sehen wir uns zunächst an, wie Bach die Schattenseite der Tugend, den geistigen Fehler, beschreibt:

Beschreibung des Geistigen Fehlers nach Bach:

> *„Unsicherheit, Unentschiedenheit und mangelnde Zielstrebigkeit kommen auf, wenn die Persönlichkeit sich weigert, sich vom höheren Selbst leiten zu lassen, und sie führen dazu, dass wir andere durch unsere Schwächen verraten. Ein solcher Zustand wäre nicht möglich, wenn wir das Wissen um die unbesiegbare, unüberwindliche Göttlichkeit in uns trügen, die wir in Wirklichkeit selbst sind. [...]*
> (Dr. Edward Bach, Gesammelte Werke, Von der Homöopathie zur Bach-Blütentherapie, Aquamarin-Verlag, Grafing, 5. Auflage 2003, ISBN 3-89427-242-2, S. 189).

Mit *Unsicherheit* als geistigem Fehler ist somit nicht ein unzulänglicher Wissensstand bei einer bestimmten Fragestellung oder einer anstehenden Entscheidung gemeint. Unsicherheit bezieht sich hier auf den fehlenden Zugang zur eigenen Intuition, zu unserer inneren Stimme, die notwendig ist, um in wesentlichen Lebensentscheidungen eine innere Sicherheit und die daraus sich speisende Selbstbestimmtheit zu gewinnen. Unsere innere Stimme ist als Seelenqualität Teil unserer göttlichen Natur. Sie lässt uns Anteil haben an der unendlichen Tiefe göttlicher Weisheit.

Diese Thematik finden wir ebenfalls in der Beschreibung des entsprechenden Kleshas.

Zugeordnetes hinduistisches Klesha: abhinivesha (Zweifel)
Zugehöriges buddhistisches Klesha: vicikiccha (Zweifel)

Erläuterung des Kleshas:

Abhinivesha bedeutet die „Wurzel der Angst", Formen von übersteigerter Angst, Unsicherheit, Zweifel, Panik, Existenzängste, Angst vor der Zukunft, Angst vor Krankheiten, Angst vor dem Tod. Jedem Menschen ist ein göttlicher Lebensplan zugeordnet. Sein Leben ist nicht ziellos, sondern wird von einer Lebensaufgabe geleitet, die es zu erkennen und zu erfüllen gilt. Nur in der Erfüllung dieser individuellen Lebensaufgabe erlebt der Mensch eine tiefste Befriedigung und vermag zudem, wahrhaft Großes zu leisten. Um diese Lebensaufgabe zu erkennen, ist es notwendig, dass der Mensch sich der inneren Führung anvertraut, denn die Sicherheit, den richtigen Weg zu gehen, kann nicht im Außen gewonnen werden. Diese Sicherheit ist Teil unserer göttlichen Natur. Es erfordert Hartnäckigkeit und Geduld, zu erlernen, die innere Stimme wahrzunehmen und auf sie zu hören. Dieser Lernprozess ist auch durch Fehlschläge gekennzeichnet und dadurch anstrengend. Doch nur wer sich diesem Lernprozess anvertraut, kann mehr und mehr Selbstbestimmtheit entfalten.

Bequemer ist die Unsicherheit. Wer seiner eigenen inneren Stimme nicht trauen kann, der verlässt sich einfach auf die Ratschläge aus der Umgebung. Mit der zunehmenden Einflussnahme von außen steigt jedoch die Unsicherheit.

Diese Entwicklung stellt auch Bach bei der Beschreibung der Schattenseite der Tugend dar:

Beschreibung der Schattenseite der Tugend nach Bach

> *„Für jene, die den Ehrgeiz haben, in ihrem Leben etwas Außerordentliches zu leisten, die viel Erfahrung sammeln und alles genießen möchten, was das Leben ihnen zu bieten hat, die sich des Lebens in vollen Zügen erfreuen wollen. Ihre Schwierigkeit besteht darin, zu entscheiden, welcher Beschäftigung sie nachgehen sollen, denn obgleich ihr Ehrgeiz groß ist, fühlen sie sich von keiner Berufung besonders angezogen. Dies kann zu Verzögerungen und Unzufriedenheit führen."*
> *(Dr. Edward Bach, Gesammelte Werke, Von der Homöopathie zur Bach-Blütentherapie, Aquamarin-Verlag, Grafing, 5. Auflage 2003, ISBN 3-89427-242-2, S. 72).*

Weiter führt Bach aus, welche Verhaltensweise notwendig ist, um die geistige Tugend der *Selbstbestimmung* zu entwickeln. Die entsprechende Verhaltens-empfehlung entspricht den Anweisungen, die auch nach buddhistischer und hinduistischer Lehre gegeben werden, um *Unsicherheit* zu überwinden und *Selbstbestimmung* zu erlangen. Der Kerngedanke besteht darin, etwaige Fehler als notwendige Lernschritte zu betrachten und auf diese Weise ohne Angst die Entscheidung zu wagen. Mit jeder Entscheidung wächst sodann die Erfahrung, die innere Stimme zu deuten.

> *„Unsicherheit lässt sich durch Entwicklung von Selbstbestimmung und Zielstrebigkeit ausmerzen, indem man sich klar wird, Entschlüsse fasst und mit Bestimmtheit durchführt, anstatt zu zögern und zu schwanken. Selbst wenn wir am Anfang zuweilen Fehler machen, ist es doch besser zu handeln, als aus Unentschiedenheit gute Gelegenheiten verstreichen zu lassen. Die Entschlossenheit wird bald wachsen, die Angst, sich kopfüber ins Leben zu stürzen, wird verschwinden, und die so gesammelten Erfahrungen werden uns befähigen, bessere Entscheidungen zu treffen."*
> (Dr. Edward Bach, Gesammelte Werke, Von der Homöopathie zur Bach-Blütentherapie, Aquamarin-Verlag, Grafing, 5. Auflage 2003, ISBN 3-89427-242-2, S. 195).

Als Unterstützung in diesem geistigen Reifungsprozess kann die Helferblüte Wild Oat eingenommen werden. Wild Oat unterstützt die kompetente Entscheidungs-fähigkeit und Anbindung an das höhere Selbst und vermittelt damit eine „Kern-kompetenz", die oftmals auch zur Ausbildung jeder anderen Tugend notwendig ist.

> *„Das siebte Helfer-Mittel, WILD OAT, kann bei jedem erforderlich sein, wenn das scheinbar richtige Heiler-Mittel oder das scheinbar korrekte der anderen sechs Helfer-Mittel keine Besserung verschafft, versuche man es mit WILD OAT."*
> (Dr. Edward Bach, Gesammelte Werke, Von der Homöopathie zur Bach-Blütentherapie, Aquamarin-Verlag, Grafing, 5. Auflage 2003, ISBN 3-89427-242-2, S. 91).

Zusammenfassung Wild Oat

Zu entwickelnde Tugend:
Selbstbestimmung
Zur Entwicklung der Tugend notwendige innere Arbeit:
Erlernen, die innere Stimme wahrzunehmen
Mut zur eigenen Entscheidung
Bequemer Weg in den Schatten:
Entscheidungsfindung durch Meinungen anderer

Die Entdeckung der zweiten 19 Heilmittel

> „ [...] Das für die Auffindung und Zuordnung der zweiten neunzehn Heilmittel
> notwendige Wissen sollte er auf eine völlig andere Weise gewinnen, als es bei der
> Entdeckung der ersten Heilmittelgruppe der Fall gewesen war. Während der Tage,
> die der Entdeckung der Pflanzen der zweiten Serie vorausgingen, geriet Bach selbst
> in den negativen Seelenzustand, zu dessen Heilung die betreffende Pflanze
> erforderlich war. [...] Er durchlebte nicht nur schwerste seelische Krisen, manche
> dieser emotionalen Zustände waren auch von gravierenden organischen
> Krankheitssymptomen begleitet. [...]"
> (Nora Weeks, Edward Bach, Entdecker der Blütentherapie, Sein Leben – seine Erkenntnisse, Hugendubel
> 1996, S. 120 - 121)

Das Durchleben schwerster seelischer und vor allem körperlicher Krankheitssymptome ließ Bach erkennen, dass das Verbleiben in den geistigen Fehlern
(Kleshas) über das Stadium der Erkenntnis des Fehlers hinaus, zur Ausbildung
körperlicher Krankheitsbilder führt:

> „[...] Jeder dieser Mängel wird, wenn wir ihm gegen die Stimme des höheren Selbst
> stattgeben, einen Konflikt erzeugen, der sich unausweichlich im Körper
> widerspiegelt und die ihm eigentümliche Art von Beschwerden erzeugt. Jetzt
> erkennen wir, dass jede Art von Krankheit, an der wir leiden mögen, uns zur
> Entdeckung des Fehlers führen kann, der ihr zugrunde liegt."
> (Dr. Edward Bach, Gesammelte Werke, Von der Homöopathie zur Bach-Blütentherapie,
> Aquamarin-Verlag, Grafing, 5. Auflage 2003, ISBN 3-89427-242-2, S. 189).

Krankheit entwickelt sich also ausgehend von der seelischen, über die geistige hin
zur körperlichen Manifestation. Das bedeutet, dass körperliche Symptome immer
der Ausdruck eines bereits längeren, chronifizierten Krankheitsprozesses sind und
gleichsam Signalwirkung für einen dringend notwendigen Reflexions- und
Veränderungsprozess haben. Ebenso wie die geistigen Symptome der Kleshas die
zugrundeliegende Konstitution der Seele verhüllen können, schiebt sich nun die
körperliche Manifestation wie ein undurchsichtiger Schleier vor die eigentliche
seelisch-geistige Natur des Individuums. So erscheint uns letztlich der Kranke
reduziert auf ein Symptombild. In letzter, negativer Konsequenz resultiert daraus
in der Schulmedizin eine symptomatische Behandlung, die infolge fehlender
Beziehung zum eigentlichen Problem des individuellen Menschen keinerlei

ursächliche Heilung auslösen kann. Die Folge sind immer wieder neue, wechselnde Symptome auf der Grundlage der persistierenden seelisch-geistigen Irrtümer. Verbunden ist diese Phase körperlicher Manifestation stets mit begleitenden, starken Auffälligkeiten auch auf der Gemütsebene. Diese nutzt Bach nun sowohl diagnostisch als auch therapeutisch.

> *„Die Verordnung dieser neuen Heilmittel wird viel einfacher, als es zunächst schien, weil jedes von ihnen mit einem der „Zwölf Heiler" oder der „Sieben Helfer" korrespondiert. Zum Beispiel: Angenommen ein Fall ist eindeutig Clematis und entwickelt sich ganz gut, heilt aber nicht vollkommen, dann gebt das entsprechende neue Mittel weiter, um die Heilung herbeizuführen. […] Es besteht kein Zweifel, dass diese neuen Heilmittel auf einer anderen Ebene wirken, als die alten. Sie sind vergeistigter und helfen uns, das innere, größere Selbst in uns zu entfalten, dass die Macht besitzt, […] alle Krankheiten zu überwinden. […].*
> (Dr. Edward Bach, Gesammelte Werke, Von der Homöopathie zur Bach-Blütentherapie, Aquamarin-Verlag, Grafing, 5. Auflage 2003, ISBN 3-89427-242-2, S. 52 -53).

Dieses Zitat ist bedeutsam, muss aber sehr genau gelesen werden. Bach sagt nicht etwa, dass jede einzelne der Heiler- oder Helferblüten genau einer korrespondierenden der 19 weiteren Blüten zugeordnet ist. Folgerichtig gibt es aus dem Nachlass von Bach auch keine Dokumente, die eine Zuordnung der zweiten 19 Blüten zu den ersten 19 Blüten belegen. Es ist jedoch so, dass jede einzelne der 19 neuen Blüten thematisch Heiler- oder Helferblüten zugeordnet werden kann.

Im Prozess der zunehmenden Chronifizierung des geistigen Fehlers kommt es, wie schon beschrieben, zur zunehmenden Verfestigung der Pathologie im Sinne immer tiefgreifenderer Gemütsstörungen und zur Manifestation körperlicher Störungsbilder. Betrachtet man es genau, so stellen die tiefgreifenden Gemütsstörungen auf dieser Ebene ebenfalls Störungen dar, die bereits die Körperebene beteiligen.

Mit zunehmender Verfestigung eines Prozesses treten die Formkräfte mehr und mehr in den Vordergrund. Aus der auf der geistig-seelischen Ebene zunächst eher archetypischen, ein großes Muster beschreibenden Pathologie, differenziert sich die Thematik des Fehlers in die Körperebene hinein. Im Ergebnis entstehen nun voneinander abgrenzbare, verfestigte Pathologien, die jedoch aus einem gemeinsamen geistig-seelischen Ursprung entstanden sind. Die zur Heilung dieser verfestigten Muster notwendigen Blütenimpulse müssen naturgemäß eine stärkere wieder-verlebendigende Kraft besitzen, also das ursprünglich Lebendig-Geistige ins Verfestigte einbringen. Dies beschreibt Bach mit dem Begriff *vergeistigt*. Anders ausgedrückt: Während durch die Verfestigung auf der materiellen Ebene die Symptombilder in der Formgebung immer differenzierter werden, müssen die entsprechenden Blütenimpulse nun eine stärkere geistig-seelische Qualität aufweisen. Es ist also nicht der Gemütszustand, der sich immer mehr vergeistigt, sondern die Blütenenergie.

Wir wollen uns nun die letztendliche Einteilung in die 7 Hauptgruppen ansehen, in der Bach die zweiten 19 Blüten den Heiler- und Helferblüten zuordnet. Tatsächlich lässt sich das System der zweiten 19 Blüten erst erfassen, wenn man sie auf der Grundlage der abschließenden Einteilung der 38 Blüten in 7 Gruppen betrachtet, welche Bach kurz vor seinem Tod vorgenommen hat. Wir werden uns daher zunächst mit dieser Einteilung in 7 Gruppen beschäftigen. Dabei werden wir fest-stellen, dass diese 7 Gruppen genau den 7 Chakras des Menschen entsprechen.

Zum besseren Verständnis des folgenden Kapitels halten wir bereits an dieser Stelle fest, dass wir die 19 Blüten der zweiten Serie nochmals in eine Gruppe von 12 und eine Gruppe von 7 Blüten aufteilen können. 12 Blüten verteilen sich in den ersten sechs Chakras, sie wollen wir zur Unterscheidung als „Dienerblüten" bezeichnen. Die 7 weiteren Blüten finden sich im Kronenchakra, sie nennen wir im Folgenden „Erlöserblüten". Diese besondere Verteilung der 19 Blüten sowie die Namens-gebung werden wir in den weiteren Kapiteln noch erläutern.

Die 7 Hauptgruppen nach Bach

Hauptgruppe	Blüten
Für jene, die Angst haben	**Mimulus, Rock Rose,** *Cherry Plum, Aspen, Red Chestnut*
Für jene, die an Unsicherheit leiden	**Cerato, Scleranthus, Gentian,** Gorse*, Wild Oat*, *Hornbeam*
Für jene, die nicht genügendes Interesse an der Gegenwartssituation haben	**Clematis,** Olive*, *Chestnut Bud, White Chestnut, Honeysuckle, Wild Rose, Mustard*
Für jene, die einsam sind	**Impatiens, Water Violet,** Heather*
Für jene, die überempfindlich gegenüber Einflüssen und Ideen sind	**Agrimony, Centaury,** *Walnut, Holly*
Für jene, die mutlos und verzweifelt sind	Oak*, *Elm, Pine, Larch, Willow, Crab Apple, Sweet Chestnut, Star of Bethlehem*
Für jene, die um das Wohl anderer allzu besorgt sind	**Chicory, Vervain,** Rock Water*, Vine*, *Beech*

Legende: fett: die 12 Heilerblüten / Sternchen: die 7 Helferblüten / kursiv: die 19 weiteren Blüten

Die 7 Hauptgruppen korrespondieren wie folgt mit den 7 Chakras:

Der Erkenntnis-Weg des Menschen zu seinem wahren göttlichen Selbst führt über 7 Stufen, die 7 Energiezentren, Chakras genannt. Die Chakras koordinieren die menschliche Entwicklung auf den grob- und feinstofflichen Ebenen und dienen als Vermittler zwischen Seele, Geist und dem physischen Körper. Dabei wirken die Chakras hier als Schnittstelle sowohl über die Nadis, die feinstofflichen Energie-kanäle, als auch über die Bahnen unseres Zentralen Nervensystems. Einerseits dienen Chakras so als Energiezentren, in denen Energie aufgenommen und wieder abgegeben wird, andererseits spiegeln sie als Bewusstseinsstufen zentrale Lebens-themen und beinhalten entsprechende Lernaufgaben.

Bei Bach finden wir diese 7 großen Lernaufgaben entsprechend seiner Einteilung der Menschen in 7 Grundprinzipien wieder:

„Es gibt zunächst sieben Hauptgruppen, nach denen wir unsere Patienten unterscheiden können. Ein Mensch kann – je nach Lektion, die es zu lernen gilt – bezüglich jedes der folgenden Grundprinzipien irregehen:
1. Macht
2. intellektuelles Wissen
3. Liebe
4. Ausgeglichenheit
5. Dienen
6. Weisheit
7. Geistige Vollkommenheit"
(Dr. Edward Bach, Gesammelte Werke, Von der Homöopathie zur Bach-Blütentherapie, Aquamarin-Verlag, Grafing, 5. Auflage 2003, ISBN 3-89427-242-2, S. 229-230).

Jedes Chakra ist mit einem ganz spezifischen Bewusstseinsprozess verbunden. Dabei erfolgt die Bewusstwerdung des Menschen stufenweise vom 1. Chakra (Wurzelchakra) zum 7. Chakra (Kronenchakra).

Bach beschreibt diese 7 Stufen des menschlichen Erkenntnisweges wie folgt:

„Bei der Heilung gibt es sieben Stufen in dieser Reihenfolge:
FRIEDEN HOFFNUNG FREUDE GLAUBEN GEWISSHEIT WEISHEIT LIEBE
Und wenn erst Liebe in den Patienten einkehrt – nicht Selbstliebe, sondern die
universelle Liebe-, dann hat er dem, was wir Krankheit nennen, den Rücken
gekehrt."
(Dr. Edward Bach, Gesammelte Werke, Von der Homöopathie zur Bach-Blütentherapie,
Aquamarin-Verlag, Grafing, 5. Auflage 2003, ISBN 3-89427-242-2, S. 122).

Das Ziel unseres Lebensweges ist die Rückkehr zur Quelle, aus der wir kommen. Die Quelle, der Ur-Grund unseres Seins, ist die unendliche bedingungslose Liebe. Unsere Suche nach dem Sinn unseres Lebens ist immer die Suche nach Liebe. Bewusst oder unbewusst sind wir auf der Suche nach einem sinnerfüllten reichen Leben, nach dem großen Glück und der wahren Liebe. *"Glaube-Liebe-Hoffnung, diese drei. Die Liebe jedoch ist die Größte unter ihnen."*, heißt es in der Bibel.

Warum steht die Liebe über dem Glauben und der Hoffnung?

Weil die Liebe alles in sich vereint. *" Die Liebe trägt alles, duldet alles, verzeiht alles."*, lautet es weiter. Liebe ist die größte Kraft im Universum, weil sie kein Gegenüber hat, sie ist ein Zustand des Eins-Seins. Dem Glauben steht der Un-Glaube, der Zwei-fel gegenüber; der Hoffnung die Hoffnungs-Losigkeit. Den Glauben und die Hoffnung können wir verlieren, die Liebe niemals.

In jedem Leben beginnen wir unsere Entwicklung als bedürftiges Kind im Wurzelchakra und sollten den Erkenntnisweg als "Weise(r) Alte(r)" im Kronen-chakra beenden. Während in der Phase der Kindheit und Jugend die Sicherung der existentiellen Grundbedürfnisse (Wurzelchakra) im Vordergrund steht, dienen die nächsten Phasen der Entfaltung unseres Egos (Nabelchakra), bis wir dann über die Entwicklung der Nächstenliebe (Herzchakra) zur spirituellen Wieder-Vereinigung mit unserem höheren Selbst (Kronenchakra) gelangen:

„Unsere Entwicklung begannen wir als Neugeborenes, ohne Wissen, das ganze
Interesse auf sich selbst gerichtet. Wünsche beschränken sich auf Geborgenheit,
Nahrung und Wärme. Dann, wenn wir weiterkommen, wächst das Verlangen nach
Macht, und so bleiben wir eine Zeit lang auf uns selbst gerichtet, allein erfüllt von
dem Wunsch nach eigenem Gewinn, nach weltlichem Ehrgeiz. Dann gelangen wir
an den Wendepunkt: Geboren wird der Wunsch, anderen zu dienen. Nun beginnt

der Kampf, denn im Laufe unserer Entwicklung gilt es, 'selbst' in 'selbstlos'
umzukehren, Getrenntsein in Einheit. [...]"
(Dr. Edward Bach, Gesammelte Werke, Von der Homöopathie zur Bach-Blütentherapie,
Aquamarin-Verlag, Grafing, 5. Auflage 2003, ISBN 3-89427-242-2, S. 224).

Weiter unten spricht Bach über die Folgen des Fehlverhaltes des Menschen auf den Stufen des Erkenntnisweges:

„Während unseres hiesigen Aufenthaltes auf dem Weg zur Vollendung gibt es
verschiedene Stufen. Selbstisch in selbstlos zu verwandeln, Wünschen in Wunsch-
losigkeit, Getrenntsein in Einheit, das ist nicht in einem Augenblick zu erlangen,
sondern durch allmähliche schrittweise Entwicklung und Stufe für Stufe müssen wir
im Laufe der Zeit hinter uns bringen. [...] Je nach der Stufe, auf der wir fehlen,
entwickelt sich im Körperlichen ein bestimmter Gemütszustand mit den
dazugehörigen Konsequenzen für den Patienten und jene, die um ihn sind. [...]"
(Dr. Edward Bach, Gesammelte Werke, Von der Homöopathie zur Bach-Blütentherapie,
Aquamarin-Verlag, Grafing, 5. Auflage 2003, ISBN 3-89427-242-2, S. 225-226).

Nach hinduistischer und buddhistischer Auffassung hat jeder Mensch in seinem Leben die Aufgabe, sein persönliches *Dharma* gewissenhaft zu erfüllen, um den Kreislauf der Wiedergeburten zu durchbrechen. *Dharma* bedeutet die Verpflichtung, ein moralisches Leben zu führen und im Sinne der individuellen Lebensbedingungen sein Bestes zu geben. Dabei sind Pflichten und Moral gemäß der jeweils einzigartigen Lebenssituation für jeden Menschen anders. So wäre das *Dharma* eines Kriegers etwa der mutige Kampf, wogegen das *Dharma* eines Priesters genau gegenteilig durch die Gewaltlosigkeit und das Gebet gekenn- zeichnet ist.

Auch Bach macht deutlich, dass die Entwicklung jedes Menschen ausgehend von seiner entsprechenden Erkenntnisstufe und individuellen Seelenaufgabe erfolgt:

„Wir lernen nicht alle zur gleichen Zeit die gleiche Lektion. Der eine hat den Stolz zu
überwinden, ein anderer die Angst, ein weiterer Hass und so fort. Wesentlich ist
jedoch, dass wir die Lektion lernen, die uns aufgegeben ist. Unsere Stufe der
Entwicklung spielt keine Rolle; ob wir Wilde sind oder Jünger des Geistes, hat keine
Auswirkung auf unsere Gesundheit. [...] Die Gesundheit liegt im Befolgen der
Gebote und im Übereinstimmen mit unserem geistigen Selbst. Unsere Seele stellt

uns auf diesen Platz im Leben und gibt uns die Berufung – sei es als Schuhputzer oder als Monarch -, die für unsere Entwicklung am meisten geeignet ist. [...]"
(Dr. Edward Bach, Gesammelte Werke, Von der Homöopathie zur Bach-Blütentherapie, Aquamarin-Verlag, Grafing, 5. Auflage 2003, ISBN 3-89427-242-2, S. 225).

Die Erkenntnis, dass der Bewusstseinsprozess jedes Menschen geprägt ist von seinem individuellen Erkenntniszustand und seiner spezifischen Lernaufgabe ist notwendig, um die Fehler und Irrtümer des Menschen entsprechend zu bewerten und in Relation setzen zu können.

„[...]Schwächen und Tugenden sind relativ, und was beim einen eine Tugend ist, mag der Fehler des anderen sein. [...] Deshalb ist eine Eigenschaft an sich nicht als recht oder falsch zu beurteilen, solange man nicht den Entwicklungsstand des Einzelnen in betracht zieht. [...]"
(Dr. Edward Bach, Gesammelte Werke, Von der Homöopathie zur Bach-Blütentherapie, Aquamarin-Verlag, Grafing, 5. Auflage 2003, ISBN 3-89427-242-2, S. 230).

Krankheit entsteht also erst in dem Moment, wenn sich der Mensch in seinem Reifungs- und Bewusstwerdungsprozess nicht adäquat entwickelt.

„[...]Aber das Vorhandensein der Krankheit zeigt an, dass es Schwächen in der Persönlichkeit gibt, die die Seele sich zu beseitigen bemüht, weil sie nicht dem Entwicklungsstand dieses Menschen entsprechen. [...]"
(Dr. Edward Bach, Gesammelte Werke, Von der Homöopathie zur Bach-Blütentherapie, Aquamarin-Verlag, Grafing, 5. Auflage 2003, ISBN 3-89427-242-2, S. 230).

Betrachten wir vor diesem Hintergrund nun die Gesamteinteilung der 38 Blüten innerhalb der Chakragruppen, so verstehen wir die Besonderheiten in der Verteilung der Blüten. Diese Besonderheiten sind nicht zufällig, sondern im Gesamtkontext stimmig. Ihr Verständnis öffnet uns die Tür zum **prozessualen Aspekt** der Bachblütentherapie.

Hauptgruppe	Blüten	Chakra
Für jene, die nicht genügendes Interesse an der Gegenwartssituation haben	**Clematis,** *Olive*, Chestnut Bud, White Chestnut, Honeysuckle, Wild Rose, Mustard*	Wurzelchakra
Für jene, die Angst haben	**Mimulus, Rock Rose,** *Cherry Plum, Aspen, Red Chestnut*	Sexchakra
Für jene, die über-empfindlich gegenüber Einflüssen und Ideen sind	**Agrimony, Centaury,** *Walnut, Holly*	Nabelchakra
Für jene, die einsam sind	**Impatiens, Water Violet,** *Heather**	Herzchakra
Für jene, die um das Wohl anderer allzu besorgt sind	**Chicory, Vervain,** *Rock Water*, Vine*, Beech*	Halschakra
Für jene, die an Unsicherheit leiden	**Cerato, Scleranthus, Gentian,** *Gorse*, Wild Oat*, Hornbeam*	Stirnchakra
Für jene, die mutlos und verzweifelt sind	*Oak*, Elm, Pine, Larch, Willow, Crab Apple, Sweet Chestnut, Star of Bethlehem*	Kronenchakra

Legende: fett: die 12 Heilerblüten / Sternchen: die 7 Helferblüten / kursiv: die 19 weiteren Blüten

1. Vom Wurzel- zum Stirnchakra hin, nimmt die Anzahl der zugehörigen Heilerblüten zu. Die Heilerblüten repräsentieren die seelische Ebene der Konstitution. Die Chakras wiederum spiegeln im Weg vom Wurzel- zum Stirnchakra den „Aufstieg" des Menschen aus dem Materiellen hin zum Seelischen wider. Die Realisation der seelischen Konstitution ist wesentlich an eine zunehmende Bewusstheit des individuellen Menschen gebunden. In der Durchwanderung der Chakras in Richtung der oberen Chakras erhalten die konstitutionell-seelischen Aspekte der Existenz also immer größere Bedeutung, was sich auch an der Menge der zugeordneten Heilerblüten erkennen lässt.

2. Helferblüten finden sich nicht gleichmäßig in allen Chakras, denn die Ausbildung der geistigen Tugenden ist ein prozesshaftes Geschehen. Auf der Ebene des Wurzelchakras ist die Ausbildung der geistigen Tugend der Stärke erforderlich. Ist diese Tugend ausgebildet, so ist diese geistige Reife auch für die Entwicklung des 2. und 3. Chakras ausreichend. Erst mit der Entwicklung des 4. Chakras wird die Ausbildung einer weiteren geistigen Tugend notwendig, um den Reifungs- und Entwicklungsprozess durch die Chakras fortzusetzen. In den höheren Chakras nimmt die Entwicklung der geistigen Dimension einen größeren Raum ein, so dass hier entsprechend mehr Helferblüten zu finden sind.

3. In Analogie zur Zunahme der Heilerblüten nehmen die 12 Dienerblüten der Körperebene vom Wurzel- zum Stirnchakra hin ab. Je tiefer verwurzelt in der materiellen Dimension des Seins, umso mehr ist die Funktion des Chakra durch Blüten der Körperebene begleitet.

4. 7 Blüten der Körperebene sind dem Kronenchakra zugeordnet, sie nennen wir zur besseren Unterscheidung „Erlöserblüten". Die Präsenz von gleich 7 Blüten der Körperebene im Kronenchakra scheint zunächst unstimmig, würde man doch auf der Ebene größter geistig-seelischer Aspekte letztlich keine Blüten der Körperebene mehr erwarten. Interessanterweise sind jedoch gerade die Heilerblüten der seelischen Ebene, die wir stattdessen erwartet hätten, im Kronenchakra gar nicht mehr präsent. Im Kronenchakra findet sich also offensichtlich prozessual betrachtet eine neue Dimension.

Übersicht über die 7 Hauptchakras

Chakra	Körperliche Zuordnung	Lernaufgaben
Wurzelchakra	Beckenboden, Anus Beine, Füße Nebennieren	Lebenswille, Überleben, Lebenskraft, Selbsterhaltung, Rhythmus, Erdverbundenheit, Urvertrauen, Sicherheit
Sexualchakra	Unterleib, Kreuzbein, Sexualorgane	Fruchtbarkeit, Sexualität, Beziehungsfähigkeit, Sinnlichkeit, körperliche Lust, Fortpflanzung, Kreativität, Umgang mit Schuld und Scham
Nabelchakra	Magengrube, Solarplexus, Bauchspeicheldrüse	Willenskraft, Persönlichkeit, Ego, Selbstkontrolle, Selbstwert, Durchsetzungsvermögen, Abgrenzungsfähigkeit, Umgang mit Emotionen, Macht und Ohn-Macht
Herzchakra	Brustbein, Thymusdrüse	Bedingungslose Liebe, Vergebung, Selbstlosigkeit, Mitgefühl, Lebens-Freude, Empathie, Umgang mit Trauer/ Kummer
Halschakra	Hals, Kehle, Schilddrüse	Kommunikation, Wissen, Selbstausdruck, Authentizität, Selbstverantwortung
Stirnchakra	Mitte der Stirn, Hypophyse	Intuition, 6. Sinn, Wahrnehmung, Phantasie, Vorstellungskraft, Wahrheit, Weisheit
Scheitelchakra/ Kronenchakra	Scheitelpunkt, Fontanelle, Epiphyse	Selbstverwirklichung, höchste Erkenntnis, Weisheit, Spiritualität, Erleuchtung/ Einheit

Die 7 Hauptgruppen

Kommen wir nun zurück zu den 19 Blüten der zweiten Serie und schauen uns zunächst ihre Stellung innerhalb des Chakra-Systems an.

Zur besseren Unterscheidung haben wir die 12 Blüten der ersten 6 Chakras „Dienerblüten" genannt und die 7 Blüten im Kronenchakra als „Erlöserblüten" bezeichnet.

	Blüte	Hauptgruppe	Chakra
1.	*Chestnut Bud*	Ungenügendes Interesse an	Wurzelchakra
2.	*White Chestnut*	der Gegenwart	
3.	*Honeysuckle*		
4.	*Wild Rose*		
5.	*Mustard*		
6.	*Cherry Plum*	Angst	Sexchakra
7.	*Aspen*		
8.	*Red Chestnut*		
9.	*Walnut*	Überempfindlich gegenüber	Nabelchakra
10.	*Holly*	äußeren Einflüssen und Ideen	
	--------	Einsamkeit	Herzchakra
11.	*Beech*	Übergroße Sorge um das Wohl anderer	Halschakra
12.	*Hornbeam*	Unsicherheit	Stirnchakra
13.	**Crab Apple**	Mutlosigkeit und Verzweiflung	Kronenchakra
14.	**Pine**		
15.	**Larch**		
16.	**Elm**		
17.	**Willow**		
18.	**Sweet Chestnut**		
19.	**Star of Bethlehem**		

Legende: 1 – 12 (kursiv): Dienerblüten / 13 – 19 (fett und kursiv): Erlöserblüten

Betrachten wir nun im Folgenden zunächst die 12 Dienerblüten und anschließend die 7 Erlöserblüten im Detail, um ihre Bedeutung und Wirkweise zu verstehen.

Die 12 „Dienerblüten"

> **Die 12 Dienerblüten**
> **korrigieren chronifizierte, körperlich manifestierte, geistige Fehler**

Bevor wir die Lektion der 12 Dienerblüten verstehen können, wollen wir zuvor einige grundlegende Wahrheiten und Prinzipien zusammenfassen, die wir sowohl in der Yogalehre als auch bei Bach wiederfinden.

Bach zeigt auf, dass es für das Verständnis von Krankheit und Gesundheit wichtig ist, grundlegende Wahrheiten oder Prinzipien anzuerkennen:

> *„Die erste Wahrheit ist, dass der Mensch eine Seele besitzt und diese sein wahres Selbst ist – ein mächtiges göttliches Wesen, ein Kind des Schöpfers aller Dinge. Von dieser Seele stellt der Körper – wenngleich er der irdische Tempel jener Seele ist – nur eine schwache Widerspiegelung dar. […]"*
> *(Dr. Edward Bach, Gesammelte Werke, Von der Homöopathie zur Bach-Blütentherapie, Aquamarin-Verlag, Grafing, 5. Auflage 2003, ISBN 3-89427-242-2, S. 183).*

> *„[…] Der materielle Körper allein ist ohne die Verbindung mit dem Geistigen eine leere Hülle, […]"*
> *(Dr. Edward Bach, Gesammelte Werke, Von der Homöopathie zur Bach-Blütentherapie, Aquamarin-Verlag, Grafing, 5. Auflage 2003, ISBN 3-89427-242-2, S. 224).*

> *„[…] Wir wollen den Körper als Gefährt unserer Seele gebrauchen und als Diener, der unseren Willen ausführt."*
> *(Dr. Edward Bach, Gesammelte Werke, Von der Homöopathie zur Bach-Blütentherapie, Aquamarin-Verlag, Grafing, 5. Auflage 2003, ISBN 3-89427-242-2, S. 215).*

Die Funktion des Körpers als *Diener* der Seele und des Geistes hat uns veranlasst, die 12 Blüten als *Diener*blüten zu bezeichnen. Die Symbolik des Gebrauchs des Körpers als Diener und Gefährt für die Seele finden wir auch in den alten Yoga-schriften, den *Upanishaden*. Der physische Körper wird hier als eine Art Gefährt in Form einer Kutsche beschrieben, welche die Seele für ihre Reise nutzt. Nach der Lehre des Yoga sucht sich die unsterbliche Seele in jeder Inkarnation einen neuen sterblichen Körper (Kutsche), um in ihm zu reisen und Erkenntnis zu erlangen. Auch nach Bach *dient* der Körper als Hilfsmittel für die Seele, um ihre Aufgabe in der Welt zu erfüllen:

„Wir alle haben eine göttliche Mission in dieser Welt, und unsere Seelen gebrauchen unser Gemüt und unseren Körper als Instrumente, um dieses Werk zu vollbringen.[…]"
(Dr. Edward Bach, Gesammelte Werke, Von der Homöopathie zur Bach-Blütentherapie, Aquamarin-Verlag, Grafing, 5. Auflage 2003, ISBN 3-89427-242-2, S. 136).

Der Sinn unserer Reise besteht in der Erlangung von Wissen und Weisheit. Das Ziel ist die Vervollkommnung und die Entwicklung von göttlichen Tugenden.

„Das zweite Prinzip besagt, dass wir, wie wir uns in dieser Welt kennen, Wesen sind, die sich hier unten befinden, um all die Weisheit und Erfahrung zu erlangen, die man sich durch seine Erdenexistenz erwerben kann, um Tugenden zu entwickeln, die uns fehlen, und alles in uns auszulöschen, was falsch ist, um so der Vervollkommnung unseres Wesens entgegenzuschreiten. […]"
(Dr. Edward Bach, Gesammelte Werke, Von der Homöopathie zur Bach-Blütentherapie, Aquamarin-Verlag, Grafing, 5. Auflage 2003, ISBN 3-89427-242-2, S. 184).

So wie der Körper der Seele als Gefährt durch die Inkarnation *dient*, so *dient* eine Krankheit auf der körperlichen Ebene der Seele als letztes Korrektiv, um den Menschen auf seine Irrtümer hinzuweisen. Die Fähigkeit, körperlich Leid und Schmerz fühlen zu können, *dient* dem Menschen als wichtige Lektion, aufzuwachen, um seine Fehler zu erkennen und zu verändern.

„Krankheit ist einzig und allein ein Korrektiv: Sie ist weder rachsüchtig noch grausam, vielmehr ist sie ein Mittel, dessen sich unsere Seele bedient, um uns auf unsere Fehler hinzuweisen, um uns davor zu bewahren, größeren Irrtümern zu verfallen, um uns daran zu hindern, größeren Schaden anzurichten, und um uns auf jenen Pfad der Wahrheit und des Lichtes zurückzuführen, den wir nicht hätten verlassen sollen."
(Dr. Edward Bach, Gesammelte Werke, Von der Homöopathie zur Bach-Blütentherapie, Aquamarin-Verlag, Grafing, 5. Auflage 2003, ISBN 3-89427-242-2, S. 167).

Auf dem Weg zur Heilung von Körper, Seele und Geist ist die bedingungslose Liebe Weg und Ziel zugleich. Liebe ist das Gesetz des Lebens. Liebe ist Wahrheit. Liebe ist Heilung. Liebe ist Gott. Gott ist manifestierte Liebe. Diese Welt kam aus Liebe und kehrt zu ihr zurück. Wenn wir die Einheit und Verbindung mit allen fühlenden Wesen und mit dem gesamten Universum erfahren, werden wir spüren, dass jede Form der Gewalt gegen uns selbst sich gleichzeitig auch gegen andere richtet. Denn in Wahrheit sind wir alle Eins und in Liebe miteinander verbunden. Das ist das Gesetz der Einheit.

> *„Das nächste große Prinzip ist die Erkenntnis der Einheit aller Dinge: Der Schöpfer aller Dinge ist die Liebe, und alles, dessen wir uns bewusst sind, ist in seiner unendlichen Formenvielfalt eine Manifestation, eine Offenbarung jener Liebe - [...]"*
> (Dr. Edward Bach, Gesammelte Werke, Von der Homöopathie zur Bach-Blütentherapie, Aquamarin-Verlag, Grafing, 5. Auflage 2003, ISBN 3-89427-242-2, S. 185).

Die wahre Liebe ist ewig, unvergänglich, unzerstörbar. Sie ist grenzenlos und bedingungslos. Sie unterscheidet nicht und zwingt uns nicht, zu entscheiden, eines mehr oder das andere weniger zu lieben. Das Prinzip der Liebe heißt *sowohl-als-auch* und nicht *entweder-oder*. Sie will vereinen, nicht trennen.

> *„Die Ursache all unserer Schwierigkeiten – das Ich und die Absonderung – verschwindet, sobald die Liebe und das Wissen um die große Einheit Teil unseres Wesens werden.[...]"*
> (Dr. Edward Bach, Gesammelte Werke, Von der Homöopathie zur Bach-Blütentherapie, Aquamarin-Verlag, Grafing, 5. Auflage 2003, ISBN 3-89427-242-2, S. 222).

Die Liebe in uns zu entwickeln bedeutet, alles in uns bedingungslos zu lieben und zu akzeptieren: Freud und Leid, unsere Fehler und Schwächen, unsere Licht- sowie unsere Schattenseiten. Denn wenn wir unser emotionales Leid und unseren seelischen Schmerz abspalten und verdrängen und unseren "karmischen Rucksack" nicht öffnen, wird unser Körper gezwungen, unsere Widerstände zu reflektieren. Anders ausgedrückt: Hören wir nicht auf die Botschaften unserer Seele, muss der Körper uns signalisieren, dass wir auf dem falschen Weg sind und uns zur Rückkehr oder Umkehr mahnen. Je nachdem, welche Lektionen notwendig für uns sind, geraten wir sowohl in äußerlich-materielle als auch in innerlich-körperliche Schwierigkeiten.

Das ist das Gesetz der Entsprechung: Wie innen, so außen. Wie oben, so unten. Der Mikrokosmos als Widerspiegelung des Makrokosmos.
Alles, was in unserem Inneren geschieht, wird sich im Außen widerspiegeln. Alles was auf der höheren Ebene geschieht wird sich auf der unteren Ebene abbilden.

> *„Diese Disharmonie Krankheit manifestiert sich im Körper, denn dieser dient lediglich dazu, das Wirken der Seele widerzuspiegeln – wie das Antlitz Glücks-*

gefühle durch ein Lächeln, Zorn hingegen durch Stirnrunzeln wiedergibt. Im Größeren gilt das Gleiche: Der Körper reflektiert die wahren Ursachen von Krankheit (das sind Dinge wie Angst, Unentschlossenheit, Zweifel etc.) in der Störung seiner Organe und Gewebe."
(Dr. Edward Bach, Gesammelte Werke, Von der Homöopathie zur Bach-Blütentherapie, Aquamarin-Verlag, Grafing, 5. Auflage 2003, ISBN 3-89427-242-2, S. 142-143).

Dieses geistige Gesetz führt uns zur Entschlüsselung der 12 Dienerblüten. Die 12 Dienerblüten sind die körperliche Entsprechung der chronifizierten Fehler der seelischen und geistigen Ebene.

Die drei oberen Chakras spiegeln die geistig-seelische Dimension des Menschseins wider, während die drei unteren Chakras die materielle Ebene repräsentieren. Die drei oberen Chakras verhalten sich zu den drei unteren Chakras wie die zwei Schalen einer Waage. Eine Veränderung auf der einen Seite führt immer auch zu einer Veränderung auf der anderen Seite. Wie unten, so oben. Sind wir in der Lage, die Lernaufgaben der unteren Chakras mit den Lektionen der oberen Chakras zu balancieren, geschieht Heilung.

Dabei bildet das Herzchakra die goldene Mitte. Das Herzchakra steht als viertes Chakra genau in der Mitte des Systems. Es balanciert die Energien und Lernaufgaben der drei unteren grobstofflichen Chakras mit denen der drei oberen feinstofflichen Chakras. Die Aufgabe des Herzchakras besteht darin, die polaren Kräfte auszugleichen. Als Ort der Mitte und optimalen Ausgewogenheit verbindet es die körperlich-materielle Ebene mit der geistig-seelischen Welt. Hier sind wir in Balance. Hier ist der Ort des inneren Friedens, jener Frieden, der höher ist als alle Vernunft. Hier sind wir in Kontakt mit unserem wahren Selbst, unserer Seele. Hier sind wir heil und vollkommen. Im Herzen besitzen wir das Christusbewusstsein und ruhen - obschon noch in der polaren Welt tätig - in der bedingungslosen Liebe der göttlichen Dimension. Zur Ergreifung der polaren Welt ist daher nicht das Kronenchakra das höchste erstrebenswerte Ziel, sondern die Entwicklung der Qualitäten im Herzchakra.

Nun wird deutlich, warum wir im Herzchakra nur Heiler- und Helferblüten finden, aber keine Körperblüte. Abweichungen aus der harmonischen Mitte der Herzebene führen immer zu Symptomen auf den Ebenen der oberen beziehungsweise der unteren drei Chakras. Das Herz gleicht aus, es ist das zentrale rhythmische System, die Verbindung zwischen oben und unten, zwischen Körperebene und Seele-Geistebene.

Krankheit entsteht immer dann, wenn der Mensch die 12 Seelenqualitäten und 7 geistigen Tugenden nicht konstruktiv weiterentwickelt im Sinne einer lichtvollen Reifung, sondern aus Bequemlichkeit und Unwissenheit eine Entwicklung der Schattenseite der Seelenqualitäten oder der geistigen Fehler zulässt. Schatten und Fehler sinken in den Körper und werden in der entsprechenden körperlichen Symptomatik leidvoll und schmerzhaft erlebt. Seele und Geist bedienen sich unseres Körpers als Werkzeug, um durch die Krankheit den Menschen vor größeren Irrtümern und Schäden an Leib und Seele zu bewahren.

> *„Wie wir schon zuvor gesehen haben, wird die Art unserer körperlichen Krankheit dazu beitragen, uns auf die mentale Disharmonie hinzuweisen, die die Grundlage für ihre Entstehung ist. […]"*
> (Dr. Edward Bach, Gesammelte Werke, Von der Homöopathie zur Bach-Blütentherapie, Aquamarin-Verlag, Grafing, 5. Auflage 2003, ISBN 3-89427-242-2, S. 211).

Der Ort der Erkrankung im Körper und die Symptome geben uns Rückschlüsse, welche seelischen und geistigen Störungen vorliegen.

> *„Selbst der Teil des Körpers der betroffen ist, gilt als ein Hinweis auf das Wesen des Fehlers. Die Hand weist auf Versagen oder Fehler im Tun; der Fuß auf das Versagen, anderen beizustehen; das Gehirn auf mangelnde Kontrolle; das Herz auf Mangel oder Übertreibung oder falsches Tun im Zusammenhang mit dem Liebe-Aspekt; das Auge auf Versagen, recht zu sehen und die Wahrheit zu erfassen, wenn sie vor einen gestellt wird. […]"*
> (Dr. Edward Bach, Gesammelte Werke, Von der Homöopathie zur Bach-Blütentherapie, Aquamarin-Verlag, Grafing, 5. Auflage 2003, ISBN 3-89427-242-2, S. 168).

Kommen wir noch einmal zurück zur Symbolik des Yoga: Die Seele ist der Fahrgast in der Kutsche (Körper). Gezogen wird die Kutsche von 5 Pferden. Die 5 Pferde symbolisieren die 5 Sinneskräfte des Menschen (Gehör, Sehvermögen, Tast-, Geschmacks- und Geruchssinn). Die Straße, auf der sich das Gespann bewegt, ist die materielle Welt mit ihren Sinnesobjekten. Gelenkt wird diese Kutsche vom Geist/ Verstand. Wenn der Geist/ Verstand im Menschen noch nicht erwacht ist, der Kutscher sozusagen noch schläft, ist ihm nicht bewusst, dass er einen Fahrgast hat, die unsterbliche göttliche Seele. Er glaubt irrtümlich, er allein sei der Lenker und bestimme, wohin der Weg führt, und er denkt, die Kutsche und die Pferde wären sein ganzes Hab und Gut. Er weiß nicht, dass der wahre Lenker seine göttliche Seele ist, und dass nur sie allein den Sinn und das Ziel seiner Reise kennt.

> *„[...] Unsere Seele, unsere innewohnende Göttlichkeit, gibt unser Leben für uns vor, wie Er es geordnet wünscht; und sie leitet, schützt und ermutigt uns, soweit wir das zulassen, und ist wachsam und wohlwollend darauf bedacht, uns allezeit zu unserem Besten zu führen. Unser höheres Selbst als Funke des Allmächtigen aber ist unbesiegbar und unsterblich."*
> (Dr. Edward Bach, Gesammelte Werke, Von der Homöopathie zur Bach-Blütentherapie, Aquamarin-Verlag, Grafing, 5. Auflage 2003, ISBN 3-89427-242-2, S. 183).

Der unerwachte Mensch in seiner begrenzten Wahrnehmung glaubt, die materielle Welt der Sinnesobjekte (Strasse) sei der einzig reale Weg. Er identifiziert sich mit seinem Verstand, seinen Sinneswahrnehmungen und seinem physischem Körper. Der Mensch denkt, er allein wäre der Lenker seines Lebens und vergisst darüber sein wahres Wesen, seine unsterbliche Seele. Er glaubt mit dem Tod seines Körpers würde alles enden.

> *„Drittens müssen wir bekennen, dass unsere Zeit auf dieser Welt, die wir das Leben nennen, nur einen kurzen Augenblick in unserer Entwicklung-geschichte darstellt, so wie ein Schultag im Verhältnis zum ganzen Leben steht. Obgleich wir zur Zeit nur diesen einen Tag überblicken können, sagt uns doch unsere Intuition, dass unser eigentlicher Beginn unendlich weit vor unserer Geburt liegt und der Abschluss unserer Entwicklung unendlich weit entfernt ist von unserem Tod. Unsere Seele (unser wahres Wesen) ist unsterblich, und der Körper, den wir bewusst wahrnehmen, ist nur die zeitliche Hülle, wie ein Pferd, das wir besteigen, um eine Wegstrecke hinter uns zu bringen, oder ein Instrument, das wir gebrauchen, um eine Arbeit zu erledigen."*
> (Dr. Edward Bach, Gesammelte Werke, Von der Homöopathie zur Bach-Blütentherapie, Aquamarin-Verlag, Grafing, 5. Auflage 2003, ISBN 3-89427-242-2, S. 184).

Am Ende eines Lebens, wenn die Seele genügend Erfahrung und Wissen gesammelt hat, trennt sie sich vom Körper, löst sich auf im Göttlichen EINS, um sich bei ihrer nächsten Reise durch ein weiteres Erdenleben einen neuen Körper zu suchen, um weiter zu lernen und zu wachsen. Dabei entscheidet sie sich von Inkarnation zu

Inkarnation zielgerichtet und bewusst für einen bestimmten Körper, weil ohne ihn ihre Lebensaufgabe und ihr Weg zur Selbstvervollkommnung nicht möglich wären. Auch der Zeitpunkt und der Ort sowie die Umstände der Inkarnation werden bewusst gewählt.

> *„[…] Die Seele weiß, welche Umgebung und Umstände uns am besten dazu verhelfen können, und deshalb stellt sie uns an den Platz im Leben, der für dieses Ziel der geeignetste ist."*
> (Dr. Edward Bach, Gesammelte Werke, Von der Homöopathie zur Bach-Blütentherapie, Aquamarin-Verlag, Grafing, 5. Auflage 2003, ISBN 3-89427-242-2, S. 184).

> *„[…] Wir wählen selbst unsere Beschäftigung auf Erden sowie die äußeren Umstände, die die besten Voraussetzungen dafür bieten, dass wir gründlichst geprüft werden. Wir kommen im vollen Wissen um unsere jeweilige Aufgabe; […]"*
> (Dr. Edward Bach, Gesammelte Werke, Von der Homöopathie zur Bach-Blütentherapie, Aquamarin-Verlag, Grafing, 5. Auflage 2003, ISBN 3-89427-242-2, S. 137).

Wir kommen also nicht zufällig, sondern mit einem Plan, einer bestimmten Lebensaufgabe als göttliche Wesen in einen menschlichen Körper, um menschliche Erfahrungen zu machen. Wenn wir das erkennen, sind wir heil und gesund.

> *„Gesundheit ist also die wahre Erkenntnis dessen, was wir sind: Wir sind vollkommen, wir sind Kinder Gottes. […] Wir sind hier nur, um in materieller Gestalt jene Vollkommenheit zu manifestieren, die uns schon zu Anbeginn der Zeit geschenkt wurde. […]"*
> (Dr. Edward Bach, Gesammelte Werke, Von der Homöopathie zur Bach-Blütentherapie, Aquamarin-Verlag, Grafing, 5. Auflage 2003, ISBN 3-89427-242-2, S. 138).

Der erwachte Mensch ist sich stets bewusst, dass er nur für eine kurze Zeit (Fahr-)Gast in seinem vergänglichen Körper ist und der Körper nicht seine wahre Identität darstellt, sondern nur ein Hilfsmittel ist, um erkennen und wahrnehmen zu können. Ohne Körper, Verstand und Sinneskräfte wäre kein Lernen möglich. Solange es nötig und sinnvoll ist, bleibt er mit seinem Körper verbunden und sorgt gut für ihn.

Der unerwachte Mensch dagegen identifiziert sich zu sehr mit seinem Körper und seiner Ich-Persönlichkeit. So trennt er sich von seiner wahren Identität, und es kommt zu einem Konflikt, der die wahre Ursache von Leid und Krankheit ist.

Solange der Mensch in Verbindung mit seinem wahren höheren Selbst steht und den Geboten seiner Seele folgt, ist er ganz und heil. Ist er jedoch dem Irrtum der Illusion unterlegen, getrennt und eigenständig zu sein, verstrickt er sich in Leid und Krankheit.

> *„Darauf folgt das vierte große Prinzip: Solange Harmonie herrscht zwischen unserer Seele und unserer Persönlichkeit, erleben wir Freude und Frieden, Glück und Gesundheit. Wenn aber unsere Persönlichkeit von dem Pfad abgebracht wird, den die Seele dargelegt hat – sei es durch ihre weltlichen Begierden oder durch Beeinflussung von anderen-, entsteht ein Konflikt. Dieser Konflikt ist die Wurzel von Krankheit und Unglück. [...]"*
> *(Dr. Edward Bach, Gesammelte Werke, Von der Homöopathie zur Bach-Blütentherapie, Aquamarin-Verlag, Grafing, 5. Auflage 2003, ISBN 3-89427-242-2, S. 184).*

Fassen wir zusammen:

Wir kommen als unsterbliche göttliche Wesen in einen sterblichen, menschlichen, vergänglichen Körper, um Wissen und Weisheit zu erlangen. Das Ziel dieser Reise ist die Wieder-Vereinigung mit unserem höchsten Selbst, der Zustand des EINS-Seins, die bedingungslose Liebe.

> *„Wir sind in dieser Welt alle auf dem gleichen Weg, Reisende auf der gleichen Straße zur Vollkommenheit. Am Ende haben wir alles Wissen und alle Erfahrung zu lernen, die diese Erde zu bieten hat: Es gilt ´selbstisch´ völlig in ´selbstlos´ zu verwandeln und alle Tugenden zur höchsten Reinheit zu entfalten.*
> *(Dr. Edward Bach, Gesammelte Werke, Von der Homöopathie zur Bach-Blütentherapie, Aquamarin-Verlag, Grafing, 5. Auflage 2003, ISBN 3-89427-242-2, S. 241).*

Der Körper dient unserer göttlichen Seele als eine Art Gefährt, um menschliche Erfahrungen zu machen und durch diese zu lernen und zu wachsen. Das schließt in der polaren Welt zwangsläufig Leid, Schmerz und Krankheit mit ein. Jeder Schmerz, jeder Kummer, jede Sorge ist eine wertvolle nützliche Lektion, um verschiedene (göttliche) Tugenden zu entwickeln.

> *„Krankheit an sich ist wohltätig, denn es ist ihr Zweck, die Persönlichkeit zum göttlichen Willen der Seele zurückzuführen. Wir sehen aber, dass sie sowohl vermeidbar als auch heilbar ist, denn wenn wir nur in uns selbst die Fehler erkennen,*

*die wir machen, und sie durch geistige und gedankliche Anstrengungen richtig
stellen, dann bedarf es keiner ernsten Lektionen in Gestalt von körperlichem Leiden.
Die göttliche Kraft gibt uns jede Gelegenheit, uns zu bessern, bevor als letztes Mittel
Schmerz und Leid zum Einsatz gelangen. [...]"*
(Dr. Edward Bach, Gesammelte Werke, Von der Homöopathie zur Bach-Blütentherapie,
Aquamarin-Verlag, Grafing, 5. Auflage 2003, ISBN 3-89427-242-2, S. 185-186).

Wahre Heilung bedeutet, Leid und Krankheit als Ausdruck unserer menschlichen
Un-Vollkommenheit und Un-Wissenheit zu verstehen und ihre wahren Ursachen zu
erkennen, anstatt gegen Symptome zu kämpfen. Betrachten wir also Leid, Schmerz
und Krankheit unter diesem Aspekt als Lern-Erfahrung, als Chance und Möglichkeit
zur Erkenntnis und zum inneren Wachstum, kann es nicht darum gehen, sie als
Feinde zu sehen und bekämpfen oder beseitigen zu wollen.

*„Es sei daran erinnert: Wenn der Fehler gefunden ist, besteht das Heilmittel nicht
darin, dass man ihn bekämpft oder Willenskraft aufwendet und Energie, um das
Falsche zu unterdrücken, sondern in einer steten Entwicklung der Tugend, die
automatisch alle Spuren des Feindes aus unserem Wesen beseitigt. [...] Den Mangel
zu vergessen und bewusst danach zu streben, die Tugend auszubilden, die ihn
unmöglich machen wird, ist der echte Weg zum Sieg."*
(Dr. Edward Bach, Gesammelte Werke, Von der Homöopathie zur Bach-Blütentherapie,
Aquamarin-Verlag, Grafing, 5. Auflage 2003, ISBN 3-89427-242-2, S. 210-211).

Es geht also nicht um das Beseitigen oder Bekämpfen von Symptomen. Das würde
nur dazu führen, Symptome zu verstärken bzw. sie zu verschieben. Hier beschreibt
Bach das bekannte energetische Prinzip: *Alles wogegen ich ankämpfe, wird sich
verstärken!* Wenn wir gegen etwas kämpfen, Widerstände haben, erzeugen wir
Energie und Gegendruck und verstärken damit den Zustand bzw. das Symptom. Der
erste Heilungsschritt besteht darin, den Fehler zu erkennen. Im nächsten Heilungs-
Schritt gilt es, den Fehler liebevoll und wertungsfrei anzunehmen, ohne anzuhaften
und ihn als bereits vergangen zu betrachten. Auch hier zeigt sich das energetische
Prinzip: *Alles, was ich annehme, kann sich auflösen!*

*„Wahre Heilung ist eine Stufe höher als Krankheit: Liebe und all ihre Attribute
vertreiben das Falsche. [...]"*
(Dr. Edward Bach, Gesammelte Werke, Von der Homöopathie zur Bach-Blütentherapie,
Aquamarin-Verlag, Grafing, 5. Auflage 2003, ISBN 3-89427-242-2, S. 179).

Der nächste Heilungsschritt besteht dann in der bewussten Entscheidung, den Irrtum durch Entwicklung der Tugend zu transformieren. Das führt unter gleichzeitiger Einnahme der entsprechenden Blütenessenz zur Rückverbindung mit dem wahren Selbst.

> *„Wir sehen somit, dass unser Sieg über die Krankheit hauptsächlich von Folgendem abhängt: Erstens der Erkenntnis der unserem Wesen innewohnenden Göttlichkeit und daher unserer Macht, alles Falsche zu überwinden; zweitens dem Wissen, dass die Grundursache aller Krankheit zurückzuführen ist auf Disharmonie zwischen Persönlichkeit und Seele: drittens unsere Bereitschaft und Fähigkeit, den Fehler zu entdecken, der einen solchen Konflikt verursacht und viertens der Beseitigung jedes solchen Fehlers durch Entwicklung der ihm entgegengesetzten Tugend."*
> *(Dr. Edward Bach, Gesammelte Werke, Von der Homöopathie zur Bach-Blütentherapie, Aquamarin-Verlag, Grafing, 5. Auflage 2003, ISBN 3-89427-242-2, S. 216-217).*

Vor diesem Hintergrund wird nun nachvollziehbar, warum die Blüten der Körperebene keinen Bezug zu weiteren, positiv zu entwickelnden 19 Tugenden beinhalten. Edward Bach hat nirgendwo davon gesprochen, dass die zweiten 19 Blüten Unterstützung bei einer zu entwickelnden neuen Qualität sind. Die Blüten der Körperebene dienen lediglich dazu, eine chronifizierte Fehlhaltung aufzulösen, so dass der Mensch sich wieder der Entwicklung der seelischen Qualitäten auf der Heilerblütenebene und der Entwicklung der geistigen Tugenden auf der Helferblütenebene widmen kann.

Die 12 Dienerblüten in den Chakras

Betrachten wir nun im Einzelnen die 12 Dienerblüten in Beziehung zu den Chakras. Durch ihre Zuordnung zu den jeweiligen Hauptgruppen und Chakras ergibt sich die entsprechende Lernaufgabe. Die Dienerblüten haben die Aufgabe, chronifizierte, körperlich manifestierte geistig-seelische Fehler zu korrigieren. Diese Korrektur ist jedoch keine Symptombehandlung, sondern folgt den einzelnen Schritten des ganzheitlichen Heilungsweges. So sollen die Diener-Blüten im ersten Heilungsschritt helfen, die Wahrnehmungsfähigkeit und Achtsamkeit für den Augenblick zu stärken, um den Ist-Zustand erkennen zu können. Der zweite Heilungsschritt besteht darin, alle erkannten Symptome liebevoll annehmen und bejahen zu können. Erst dann ist der Mensch offen und klar genug für die nötige seelisch-geistige Arbeit. Der dritte Heilungsschritt ermöglicht, die zugrunde-liegenden geistigen Irrtümer in einen neuen Erkenntnisschritt zu transformieren.

	Diener-Blüte	Hauptgruppe	Chakra
1.	Mustard	Ungenügendes Interesse an der Gegenwart	Wurzelchakra
2.	Wild Rose		
3.	Honeysuckle		
4.	White Chestnut		
5.	Chestnut Bud		
6.	Cherry Plum	Angst	Sexchakra
7.	Aspen		
8.	Red Chestnut		
9.	Walnut	Überempfindlichkeit gegenüber äußeren Einflüssen und Ideen	Nabelchakra
10.	Holly		
		Einsamkeit	Herzchakra
11.	Beech	Übergroße Sorge um das Wohl anderer	Halschakra
12.	Hornbeam	Unsicherheit	Stirnchakra
		Mutlosigkeit und Verzweiflung	Kronenchakra

Ungenügendes Interesse an der Gegenwart / Wurzelchakra

Beginnen wir im 1. Chakra, dem Wurzelchakra. Das zugehörige Element ist Erde. Die Hauptaufgabe dieses Chakras auf der geistigen Ebene liegt in der Herausbildung des Lebenswillens. Auf der seelischen Ebene gilt es, Ur-Vertrauen zu entwickeln. Die zentrale Lernaufgabe des Wurzelchakras besteht in der Erdung und Verwurzelung in der Materie, in der polaren Schöpfung, im physischen Leib. Ein zentrales Thema dabei ist der bewusste Zugang zur eigenen Lebensenergie. Im Yoga wird diese Energie als Kundalini-Kraft bezeichnet. Das Erwachen der Kundalini ist die Voraussetzung für den Bewusstwerdungsprozess des Menschen. Gelingt es dem Menschen nicht oder nur unzureichend, die zentrale Lebensenergie zu aktivieren, sind Vitalitätsverlust, Antriebslosigkeit, körperliche und geistige Erschöpfungszustände, Realitätsflucht, Depression und Schlafstörungen die Folge. Diese negativen Zustände fasst Bach in seiner Gruppe *„Ungenügendes Interesse an der Gegenwart"* zusammen, der er insgesamt 7 Blüten zuordnet:

Clematis
Olive *
Mustard / Wild Rose/ Honeysuckle / White Chestnut / Chestnut Bud

Legende: fett: Heilerblüte / Sternchen: Helferblüte / kursiv: Dienerblüten

Erinnern wir uns:
Auf der seelischen Ebene der Heilerblüten steht *Clematis*. Die Schattenseite (Fehler) ist hier die Gleichgültigkeit. Die konstruktiv zu entwickelnde Seelenqualität (Tugend) ist Freundlichkeit. Dafür ist es erforderlich, sich immer wieder neu im gegenwärtigen Augenblick in der polaren Schöpfung zu verwurzeln. Es ist also eine Erdung notwendig, ein bewusstes Hineinstellen in die Aufgaben dieser Inkarnation. Der bequemere Weg besteht darin, in Gleichgültigkeit und Apathie zu verfallen und aus der Realität in eine harmoniebetonte innerliche Scheinwelt zu flüchten, um notwendige Konflikte in der polaren Schöpfung zu vermeiden.

Gelingt es auf der Seelenebene nicht, diese Schattenseite bzw. den Fehler aufzulösen, ist auf der geistigen Ebene der *Olive*-Zustand die Folge. Auf dieser Ebene gilt es, die geistige Tugend der Fürsorglichkeit zu entwickeln. Der geistige

Grundfehler ist die Habgier, die Gier nach materiellem Besitz, Erfolg, Macht über andere, nach immer mehr Verlockungen des weltlichen Lebens. Dieses Verhalten entspricht einer falschen Weise der Verwurzelung im Materiellen, in Form einer maßlosen und krankmachenden Überkompensation. Die Hab-Gier führt auf dieser Chakraebene unerlöst in die Erschöpfung. Die Sucht nach immer mehr und immer neuen Verlockungen des Lebens ist anstrengend, gleichzeitig lassen sich die ständig neuen Bedürfnisse immer weniger befriedigen.

Bach beschreibt in seinen Ausführungen sehr genau die Folgen von Habgier auf der körperlichen Ebene:

> *„Für jene, die blass sind, ausgelaugt und erschöpft, sei es nach viel Kummer, Krankheit, Trauer oder langer Anstrengung. In jeder Beziehung sind sie sehr müde und haben das Gefühl, keine Kraft mehr zu besitzen, um weiterzukämpfen, und manchmal wissen sie kaum, wie sie sich auf den Beinen halten sollen.."*
> *(Dr. Edward Bach, Gesammelte Werke, Von der Homöopathie zur Bach-Blütentherapie, Aquamarin-Verlag, Grafing, 5. Auflage 2003, ISBN 3-89427-242-2, S. 92).*

> *„[...] Die Folge von Habgier und Herrschsucht sind Krankheiten, die den Leidenden zum Sklaven seines eigenen Körpers machen, seine Absichten und Wünsche werden dann durch die Krankheit gezügelt und behindert."*
> *(Dr. Edward Bach, Gesammelte Werke, Von der Homöopathie zur Bach-Blütentherapie, Aquamarin-Verlag, Grafing, 5. Auflage 2003, ISBN 3-89427-242-2, S. 189.*

Auf der Ebene der Dienerblüten haben wir nun fünf Diener-Blüten, die differenziert den Zustand *„Ungenügendes Interesse an der Gegenwart"* repräsentieren:

127

1. Mustard

„Für jene, die zuweilen schwermütig oder gar verzweifelt sind, als ob eine kalte, dunkle Wolke sie überschatte und Licht und Lebensfreude vor ihnen verberge. Vielleicht ist es gar nicht möglich, solche Phasen zu begründen oder zu erklären. Unter diesen Umständen ist es fast ausgeschlossen, glücklich oder fröhlich zu erscheinen."
(Dr. Edward Bach, Gesammelte Werke, Von der Homöopathie zur Bach-Blütentherapie, Aquamarin-Verlag, Grafing, 5. Auflage 2003, ISBN 3-89427-242-2, S. 74).

Bach beschreibt hier jene Phasen der Melancholie, die geprägt sind von Schwermut und Traurigkeit ohne erkennbare Ursache. Häufig ist dieser vorübergehende Gemütszustand auch begleitet von Gefühlen des Weltschmerzes. Dieser Schmerz ist dann oft verbunden mit Realitätsflucht, innerem Rückzug und dem mangelnden Interesse an der Außenwelt. Wenn diese Zeiten zu lang andauern, verlieren wir nicht nur das Interesse an der Gegenwart, sondern grundsätzlich den Zugang zu unserer Lebensenergie und Lebensfreude. Die Folge sind körperliche Beschwerden, die sich als Erschöpfungszeichen vor allem in der Körperhaltung, in der körperlichen Bewegung und in der Atmung manifestieren können. Die anthroposophische Medizin beschreibt in der Temperamentelehre den negativen Gemütszustand des Melancholikers als in den Bewegungen sehr eckig, gehemmt und verlangsamt, auch in der Atmung verhalten und gepresst. Der Melancholiker neigt zu Verhärtungen im Organismus, wie Gelenksverhärtungen, Sehnenerkrankungen, Gicht und Steinbildungen (Niere). Die Farbe blau-schwarz und das Erdelement sind ihm zugeordnet.

Zusammenfassung Mustard

Der *Mustard*-Zustand zeigt eine blockierte Lebensenergie und Lebensfreude. Der Mensch verhält sich zunehmend passiv und gleichgültig und nimmt nicht mehr genügend aktiv am Leben teil. Seine Schwingungs- und Wahrnehmungsfähigkeit ist herabgesetzt.
Hält dieser negative Gemütszustand zu lange an, können sich auf der körperlichen Ebene Somatisierungsstörungen zeigen, wie z.B. Erschöpfungszustände, Vitalitäts- und Libidoverlust und Immunschwäche. Weitere typische Begleitsymptome sind Schlafstörungen, Antriebs- und Kreislaufschwäche sowie Infektanfälligkeit.

---

2. Wild Rose

„Für jene, die sich ohne genügenden Grund in Gleichgültigkeit allem ergeben, das geschieht, die einfach durchs Leben treiben, es annehmen, wie es sich bietet, ohne irgendeine Anstrengung zu unternehmen, die Dinge zu bessern und etwas Freude zu finden. Sie haben sich dem Leben klag- und widerstandslos ergeben."
(Dr. Edward Bach, Gesammelte Werke, Von der Homöopathie zur Bach-Blütentherapie, Aquamarin-Verlag, Grafing, 5. Auflage 2003, ISBN 3-89427-242-2, S. 73).

Bach beschreibt hier den Zustand der Apathie. Das Wort *apatheia* kommt aus dem Griechischen und bedeutet Unempfindlichkeit (gegenüber inneren und äußeren Reizen). Bei der Apathie hat der Mensch bewusst oder unbewusst Widerstände gegen eigene Empfindungen und Gefühle. Aus Angst vor Emotionen findet eine Art Selbstabtötung statt.
Apathie geht oft einher mit Gleichgültigkeit, Teilnahmslosigkeit, mangelnder Erregbarkeit und Kraft- und Energielosigkeit. Der Lebenswille ist zu schwach.

Zusammenfassung Wild Rose

Im *Wild Rose*-Zustand ist der Lebenswille nicht oder nur ungenügend ausgeprägt. Die Folge ist die Apathie.
Apathie kann in Zusammenhang mit unterschiedlichen Erkrankungen auftreten, bei psychischen Störungen, aber auch bei endokrinen und neurologischen Erkrankungen.
Begleitsymptome der Apathie sind häufig Vitalitätsverlust, Anämie, Hypotonie, Immunschwäche, Appetitlosigkeit, Schlaflosigkeit oder Somnolenz und eine depressive Stimmungslage.

---

3. Honeysuckle

„Für jene, die in Gedanken viel in der Vergangenheit weilen, einer sehr glücklichen Zeit, oder die den Erinnerungen an einen verlorenen Freund nachhängen oder alten Wunschträumen, die sich nicht erfüllt haben. Sie können nicht glauben, außer dem vergangenen noch einmal Glück zu erleben."
(Dr. Edward Bach, Gesammelte Werke, Von der Homöopathie zur Bach-Blütentherapie, Aquamarin-Verlag, Grafing, 5. Auflage 2003, ISBN 3-89427-242-2, S. 73).

Bach beschreibt hier den Zustand, der entsteht, wenn der Mensch zu sehr in der Vergangenheit verharrt und damit den Realitätsbezug verliert. Mit diesem Verhalten vergeudet er wertvolle Lebensenergie. Häufig fehlen ihm dann die Kraft und die Motivation, seine Alltagspflichten zu erledigen und seine Lebensaufgabe zu gestalten. Sinn und Ziel des Lebens gehen verloren.

Hier gilt es zu erkennen: Die Vergangenheit ist vorbei, die Zukunft noch nicht da. Wahre Heilung im Sinne einer Veränderung ist nur in der Gegenwart möglich. Nur auf den gegenwärtigen Moment haben wir direkten Einfluss. Das setzt ein richtiges Maß an Achtsamkeit und Präsenz für den Augenblick voraus.

Zusammenfassung Honeysuckle

Im *Honeysuckle*-Zustand verliert der Mensch sein Interesse an der aktuellen Gegenwart. Er bleibt in der Vergangenheit stecken. Doch nur in der Gegenwart haben wir Zugriff auf unser gesamtes Potenzial und unsere Lebensenergie. Das Anhaften an Vergangenem und die Angst vor Veränderung und Konflikten rauben kostbare Lebenszeit und notwendige Lebenskraft. Die Lebenskraft stagniert in dieser beharrlichen Weigerung, im Hier und Jetzt zu leben.
Die Folge dieser mangelnden Erdung ist eine Schwächung des gesamten Organismus, er resultieren chronische Erschöpfungszustände, Somatisierungsstörungen und eine mangelnde Immunabwehr.

---

4. White Chestnut

> *„Für jene, die sich nicht dagegen wehren können, dass ihnen Gedanken,*
> *Vorstellungen und Argumente in den Sinn kommen, die ihnen unerwünscht sind.*
> *Das geschieht gewöhnlich in jenen Augenblicken, wenn das momentane Interesse*
> *nicht stark genug ist, um ihre Aufmerksamkeit ganz zu fesseln. Bedrückende*
> *Gedanken drängen sich immer wieder vor, und wenn sie einige Zeit verbannt waren,*
> *kehren sie hartnäckig zurück. Sie scheinen sich ständig im Kreise zu drehen und*
> *verursachen viel seelische Qual. [...]"*
> (Dr. Edward Bach, Gesammelte Werke, Von der Homöopathie zur Bach-Blütentherapie,
> Aquamarin-Verlag, Grafing, 5. Auflage 2003, ISBN 3-89427-242-2, S. 73-74).

Bach beschreibt hier einen Zustand, der entsteht, wenn wir durch mangelndes Interesse und Un-Achtsamkeit für den Augenblick die Fähigkeit verlieren, unsere Gedanken bewusst zu kontrollieren, zu ordnen und zu reflektieren. So bewegt sich der Mensch nur noch hilflos in seiner Gedankenwelt und unterbricht damit die Verbindung zu seiner körperlich-sinnlichen Wahrnehmungsfähigkeit.

Zusammenfassung White Chestnut

Im *White Chestnut*-Zustand ist zu viel ungesteuerte Energie in den oberen Chakras und damit zu wenig Energie auf den unteren Chakra-Ebenen.
Zu hohe Spannung auf der Mentalebene führt zu mangelnder Lebens-Energie im Wurzelchakra (fehlende Rückverbindung zu den eigenen Wurzeln). Der Mensch ist zu wenig geerdet und zu sehr „verkopft". Gedanken, Gefühle, Empfindungen werden gedacht und analysiert, statt sie zu spüren, wertungsfrei zu beobachten und sie auf ihren Wirklichkeitsbezug hin zu prüfen und gegebenenfalls zu korrigieren.
Hält dieser Zustand zu lange an, können sich auf der körperlichen Ebene unterschiedliche Somatisierungsstörungen zeigen, wie z.B. Verdauungsbeschwerden (zu viel unverdautes Gedankenmaterial), Spannungskopfschmerz, Nackenverspannungen, Zähneknirschen, Schlafstörungen, Sprach- und Konzentrationsstörungen, Depression und Erschöpfung.

---

5. Chestnut Bud

„Für jene, die aus ihren Erfahrungen und Beobachtungen nicht genügend zu lernen scheinen und länger als andere brauchen, um die Lektionen des täglichen Lebens zu begreifen. Während bei manchen Menschen eine einzige Erfahrung genügt, ist es für diese notwendig, mehrere zu erleben, bis sie die notwendige Lektion gelernt haben. So sehen sie sich zu ihrem eigenen Bedauern gezwungen, bei verschiedenen Gelegenheiten den gleichen Fehler zu wiederholen, während ein Mal genügt hätte, oder die Beobachtung anderer ihnen diesen Fehler ersparen könnte."
(Dr. Edward Bach, Gesammelte Werke, Von der Homöopathie zur Bach-Blütentherapie, Aquamarin-Verlag, Grafing, 5. Auflage 2003, ISBN 3-89427-242-2, S. 74).

Bach beschreibt hier den Zustand der Unachtsamkeit im Augenblick. Nur in der Präsenz des Augenblicks ist Lernen und Veränderung möglich. Ist der Augenblick vorüber, ohne dass seine Botschaft verstanden und gelernt wurde, so ist ein erneuter Augenblick ähnlicher Qualität notwendig, um den anstehenden Erkenntnisprozess und den erforderlichen Veränderungsschritt auszulösen.

Zusammenfassung Chestnut Bud

Der *Chestnut Bud*-Zustand ist die Unfähigkeit, aus vergangenen Erfahrungen zu lernen. So verharren Seele, Geist und Körper in Stagnation. Eine Weiterentwicklung im Sinne eines neuen Erkenntnisschrittes wird unmöglich. Auf der körperlichen Ebene führt dies schließlich ebenfalls in eine Starre und Trägheit. Der Organismus verliert seine Fähigkeit zur Regulation.

Hält dieser Zustand zu lange an, können sich auf der körperlichen Ebene entsprechende Symptome als Warnsignale ausbilden, die uns helfen, neue Erkenntnisse zu gewinnen und Entscheidungen zu treffen. Alle regelmäßig und periodisch wiederkehrende Krankheitssymptome und Ereignisse, wie z.B. Erkältungskrankheiten, Anfallsleiden (Migräne), Koliken (Darm, Galle, Niere), Menstruationsprobleme, Allergien, Akneschübe, Ekzeme, Entzündungen (Darm, Magen), rheumatische Erkrankungen, Unfälle, Verletzungen und Lernstörungen können hier ein hilfreiche Lektion sein.

Angst / Sexualchakra

Wir befinden uns im Sexualchakra. Das zugehörige Element ist Wasser. Die Hauptaufgabe dieses Chakras auf der geistigen Ebene ist die Herausbildung eines Körperbewusstseins. Auf der seelischen Ebene gilt es, als Tugend den Mut auszubilden. Zentrale Lernaufgaben dieses Chakras sind die Entwicklung von Selbstständigkeit, Hingabefähigkeit und das körperliche Erleben sinnlicher Genüsse. Gelingt es dem Menschen aus Angst nicht, sich auf dieser Ebene weiter zu entwickeln, sind Stauungszustände unterschiedlichster Art, sowohl auf der geistig-seelischen als auch auf der körperlich-energetischen Ebene, die Folge. Diesen negativen Zustand fasst Bach in seiner Gruppe „Angst" zusammen, der er insgesamt fünf Blüten zuordnet:

Mimulus/ Rock Rose
-----*
Cherry Plum/ Aspen/ Red Chestnut

Legende: fett: Heilerblüten / Sternchen: Helferblüte / kursiv: Dienerblüten

Erinnern wir uns:
Auf der seelischen Ebene der Heilerblüten haben wir *Mimulus* und *Rock Rose* . Die Schattenseiten (Fehler) sind hier Angst (Mimulus) und Schrecken (Rock Rose). Die konstruktiv zu entwickelnden Seelenqualitäten (Tugenden) sind Mitgefühl (Mimulus) und Mut (Rock Rose). Um die Seelenqualität des Mitgefühls zu entwickeln ist es zunächst erforderlich, Verantwortung für sich selbst zu entwickeln und die Kraft zu entfalten, für sich zu sorgen. Der bequemere Weg in den Schatten ist es, sich fallen zu lassen in kindliche Ängste, das Er-wachsen-werden zu verweigern und keine Verantwortung für sich zu übernehmen. Um die Seelenqualität des Mutes zu entwickeln ist es erforderlich, sich auch der Entwicklung einer geistigen Sicherheit und seelischen Stabilität zu widmen, um Abgrenzungsfähigkeit, Selbst-bewusstsein und Unabhängigkeit zu lernen. Der bequemere Weg ist es, all seine Anstrengungen lediglich auf die materielle Sicherung und den materiellen Genuss hin auszurichten.

Auf der geistigen Ebene tritt keine neu zu entwickelnde Tugend hinzu. Die zu entwickelnde Tugend des vorherigen Wurzelchakras hat weiterhin die entscheidende Bedeutung. Folglich finden sich hier keine Helferblüten.

Auf der Ebene der Dienerblüten repräsentieren die folgenden drei Diener-Blüten differenziert den Zustand *„Angst"*:

1. Cherry Plum

„Furcht, den Verstand zu verlieren oder dass man gefürchtete, schreckliche Dinge tun könnte, die man nicht will und als falsch erkennt, während man trotzdem den Impuls spürt, sie zu tun."
(Dr. Edward Bach, Gesammelte Werke, Von der Homöopathie zur Bach-Blütentherapie, Aquamarin-Verlag, Grafing, 5. Auflage 2003, ISBN 3-89427-242-2, S. 70).

„Die [...] Art von Angst ist, als ob die Denkfähigkeit, das Gemüt überlastet wurden und der Belastung nicht mehr standhalten könnten, wenn uns Impulse überkommen, Dinge zu tun, an die wir unter normalen Umständen nicht einen Augenblick verschwenden oder denken."
(Dr. Edward Bach, Gesammelte Werke, Von der Homöopathie zur Bach-Blütentherapie, Aquamarin-Verlag, Grafing, 5. Auflage 2003, ISBN 3-89427-242-2, S. 36).

Bach beschreibt hier den extremen Zustand, wenn der Mensch aus Verzweiflung, Schmerz oder Trauer Angst hat, die Kontrolle über sein Denken, Fühlen und Tun zu verlieren *Cherry Plum* war die erste Blüte der zweiten Serie, die Bach im März 1935 entdeckte. *Nora Weeks* erinnert sich:

„In den Tagen vor dieser Entdeckung hatte er unter einer schweren Stirnhöhlenentzündung, qualvollen Schmerzen im Bereich der Wangenknochen und außerordentlich starkem Dauerkopfschmerz gelitten. Die Schmerzen waren von solcher Intensität, dass er in seiner Verzweiflung schon fast glaubte, er werde den Verstand verlieren. Er wusste, dass er auf der Schwelle zur Entdeckung des zur Behandlung dieses Zustandes geeigneten Mittel stehe. [...]"
(Nora Weeks, Edward Bach, Entdecker der Blütentherapie, Sein Leben – seine Erkenntnisse, Hugendubel 1996, S. 121 - 122)

Zusammenfassung Cherry Plum

Die Lernaufgabe im Sexualchakra liegt in der Bereitschaft, sich zu öffnen und sich vertrauensvoll hingeben zu können. Wenn wir nicht in der Lage sind, mental und emotional loszulassen, muss der Körper als Korrektiv dienen und mit unterschiedlichen Symptomen reagieren. Die Angst, die eigenen Gedanken, Gefühle und Handlungen nicht mehr unter Kontrolle zu haben, führt auf der körperlichen Ebene zu Stauungszuständen und entzündlichen Prozessen in den unterschiedlichsten Organsystemen, z.B. im Lymphsystem, im Verdauungstrakt, im Urogenitaltrakt, im Leber-Galle-System oder in den Nasennebenhöhlen.

---

2. Aspen

„Die [...]Art von Angst gilt jenen vagen, unbestimmbaren Dingen, die man nicht erklären kann. Es ist ein Gefühl, als ob etwas Schreckliches geschehen wird, ohne die geringste Vorstellung, was es sein könnte. Alle diese Ängste, für die es keine Erklärung gibt, die aber doch sehr real sind und den Menschen verstören, [...]."
(Dr. Edward Bach, Gesammelte Werke, Von der Homöopathie zur Bach-Blütentherapie,
Aquamarin-Verlag, Grafing, 5. Auflage 2003, ISBN 3-89427-242-2, S. 35-36).

Die Angst des *Aspen*-Zustandes entspricht einer Vorahnung, die - obschon keine realen Hinweise oder Anhaltspunkte für eine Bedrohung existieren - den Menschen bis ins Tiefste ängstigt und verunsichert.

Die Espe, *Populus tremula*, ist auch unter der Bezeichnung *Zitterpappel* bekannt, da sich ihre Blätter schon bei dem geringsten Windstoß bewegen (lat. *tremere= zittern*). Bekannt ist hier die Redewendung „vor Angst zittern wie Espenlaub".

Zusammenfassung Aspen

Angst ist hier ein Zustand der Enge Diese besondere Angstform, meist gepaart mit einer hohen Sensitivität, führt auf der Körperebene zu unterschiedlichen Somatisierungsstörungen, wie z.B. Zittern, Herzklopfen, Schweißausbrüchen, Ein- und Durchschlafstörungen, Alpträumen, Schlafwandeln, Verdauungsbeschwerden, Wetterfühligkeit sowie hormonellen und Menstruationsstörungen.

---

3. Red Chestnut

> *„Die [...] Art von Angst [...] ist die Angst um andere, besonders um jene, die uns lieb sind. [...] Manche Krankheiten können zu sehr ernsten Beschwerden führen; dann hat man große Angst selbst für jene, die gar nicht gefährlich daran erkrankt sind. Immer fürchtet man das Schlimmste und stellt sich vor, dass ihnen ein Missgeschick begegnet."*
>
> *(Dr. Edward Bach, Gesammelte Werke, Von der Homöopathie zur Bach-Blütentherapie, Aquamarin-Verlag, Grafing, 5. Auflage 2003, ISBN 3-89427-242-2, S. 36).*

Die Angst des *Red Chestnut*-Zustandes entspricht einer übermäßigen Angst um uns nahestehende Menschen. Bedeutsam ist hier eine zu große symbiontische Verbundenheit, die unser eigenes Leben einschränkt und zudem dem anderen Menschen, um den wir uns zu sehr ängstigen, nicht nur wenig nützt, sondern ihm sogar schadet.

Zusammenfassung Red Chestnut

Auch hier haben wir es mit einem Mangel an Vertrauen zu tun. Die Angst um andere, das ständige Sorgen-machen und Leiden um andere, stellt eine zu starke Symbiose dar, die auf der körperlichen Ebene zu Müdigkeit, Erschöpfung, nervösen Unruhezuständen, Schlafproblemen und schließlich zum burn-out führen kann.

Kurz vor der Entdeckung von *Red Chestnut* im Frühling/Sommer 1935 hatte Edward Bach einen schweren Unfall. *Philipp Chancellor* erinnert sich:

> *„Wenige Tage, bevor er Red Chestnut entdeckte, hatte Dr. Bach einen schlimmen Unfall bei der Arbeit mit der Axt, und alle, die ihm nahestanden, waren sehr verängstigt, [...] Er bemerkte auch, dass ihm unsere Angst um ihn [...] nicht im geringsten geholfen habe. [...] Jeder Gedanke aus Depression, Sorge oder Angst eines anderen Menschen verursachte bei Dr. Bach akuten körperlichen Schmerz. Wir wollen nie vergessen, dass negative Gedanken nicht nur uns, sondern auch den Menschen in unserer Umgebung schaden!"*
>
> *(Philip M. Chancellor, Das Grosse Handbuch der Bach-Blüten, VPM Verlagsunion Pabel Moewig, Rastatt, ISBN 3-8118-1298-X, S.181)*

Überempfindlichkeit gegenüber Einflüssen und Ideen/ Nabelchakra

Wir befinden uns im Nabelchakra. Das zugehörige Element ist Feuer. Die Hauptaufgabe dieses Chakras liegt auf der geistigen Ebene im bewussten Umgang mit der Emotionalität. Auf der seelischen Ebene gilt es, das Ich-Gefühl zu entwickeln. Die zentralen Lernaufgaben dieses Chakras sind die Entwicklung von Willenskraft, Selbstkontrolle, Durchsetzungs- und Abgrenzungsfähigkeit. Gelingt es dem Menschen auf dieser Stufe nicht, sein Selbstwertgefühl und seine gesunde Eigenliebe ausreichend zu entwickeln, kommt es zu Abhängigkeitsmustern, die Bach in seiner Gruppe *„Überempfindlichkeit gegenüber Einflüssen und Ideen"* zusammenfasst und der er insgesamt vier Blüten zuordnet:

Agrimony/ Centaury
*_____
Walnut/ Holly

Legende: fett: Heilerblüten / Sternchen: Helferblüte / kursiv: Dienerblüten

Erinnern wir uns:

Auf der Ebene der Heilerblüten haben wir *Agrimony* und *Centaury.* Die Schattenseiten (Fehler) sind hier Ruhelosigkeit (Agrimony) und Schwäche (Centaury). Die konstruktiv zu entwickelnden Seelenqualitäten (Tugenden) sind innerer Friede (Agrimony) und Stärke (Centaury).

Um die Seelenqualität des inneren Friedens (Agrimony) zu entwickeln ist es erforderlich, einen authentischen Zugang zu den eigenen, tiefen Gefühlen zuzulassen. Der bequemere Weg führt in den Schatten, zur Ausbildung des korrespondierenden Fehlers, der Ruhelosigkeit. Der bequemere Weg ist es, die wahre Gefühlswelt zu verbergen und stattdessen eine aufgesetzte, unechte Gefühlswelt in der Oberflächlichkeit zu präsentieren. Dies schützt vor schmerzhaften Erfahrungen, es resultiert jedoch ein tiefer emotionaler Mangel.

Um die Seelenqualität der Stärke (Centaury) zu entfalten ist es erforderlich, Abgrenzung zu lernen, den eigenen Lebensplan anzunehmen und verantwortlich zu erfüllen. Der bequemere Weg führt in den Schatten, zur Ausbildung des korrespondierenden Fehlers, der Schwäche. Der bequemere Weg ist es, auf die eigene Entwicklung zu verzichten und sich stattdessen von anderen sagen zu lassen, was zu tun ist.

Auf der geistigen Ebene tritt keine neu zu entwickelnde Tugend hinzu. Die zu entwickelnde Tugend des Wurzelchakras hat weiterhin die entscheidende Bedeutung. Folglich finden sich auf der Ebene des Nabelchakras keine Helferblüten.

Auf der Ebene der Dienerblüten repräsentieren die folgenden zwei Diener-Blüten differenziert den Zustand *„Überempfindlichkeit gegenüber Einflüssen und Ideen"*:

1. Walnut

> *„Dieses Heilmittel Walnuss, ist das Mittel für weiterführende Übergangsphasen: Zahnen, Pubertät, Wechseljahre. Auch für große Entscheidungen im Laufe des Lebens, [...]. Es ist das Heilmittel für die große Veränderung. Das Mittel für jene, die beschlossen haben, in ihrem Leben einen großen Schritt voranzugehen. Die Entscheidung, weiterzuschreiten, [...] bringt häufig körperliche Beschwerden mit sich [...]. Ohne Zweifel sind diese stark, wo es einen Bann zu brechen gilt, sei es eine Bindung an die Vergangenheit - auch, was wir ererbt nennen - oder Umständen der Gegenwart."*
> *(Dr. Edward Bach, Gesammelte Werke, Von der Homöopathie zur Bach-Blütentherapie, Aquamarin-Verlag, Grafing, 5. Auflage 2003, ISBN 3-89427-242-2, S. 49-50).*

> *„Dieses Heilmittel gibt ihnen die Standhaftigkeit und schützt sie vor Beeinflussung von außen."*
> *(Dr. Edward Bach, Gesammelte Werke, Von der Homöopathie zur Bach-Blütentherapie, Aquamarin-Verlag, Grafing, 5. Auflage 2003, ISBN 3-89427-242-2, S. 77).*

Die zentralen Lernaufgaben im Nabelchakra sind die Entwicklung von Willenskraft, Selbstkontrolle, Durchsetzungs- und Abgrenzungsfähigkeit. Die Grundproblematik der zugehörigen Dienerblütengruppe ist die Überempfindlichkeit gegenüber Einflüssen von außen. Jegliche Lebensphase, die durch wesentliche Veränderungen oder Entwicklungsschritte gekennzeichnet ist, setzt den Menschen erheblichen Einflüssen und Impulsen von außen aus. Es kommt darauf an, die veränderungsauslösenden Impulse richtig zu balancieren, um auch während der Veränderungsprozesse in einem Zustand der Harmonie zu verbleiben. Oft gelingt dies nicht, sondern die machtvollen Impulse führen zu einer Dysbalance, die sich letztlich in ausgeprägten körperlichen Symptomen manifestieren kann. In diesem Falle der zu großen Empfindlichkeit auf die wirkenden Impulse ist die Gabe von Walnut hilfreich.

Zusammenfassung Walnut

Besonders in Phasen unseres Lebens, die mit großen Veränderungen einhergehen, zeigt sich, wie Körper-Seele-Geist leicht aus dem Gleichgewicht geraten, wenn die innere Stärke, Abgrenzungsfähigkeit und Selbstbestimmung fehlen.
Auf der körperlichen Ebene sind Erschöpfung, Depression und Probleme im Magen-Darm-Bereich (unverdaute Wut) die Folge.

---

2. Holly

„Für jene, die manchmal von Gedanken wie Eifersucht, Neid, Rachsucht oder Arg-
wohn befallen werden. Für die verschiedenen Formen von ärgerlicher Unruhe. Im
Innern leiden diese Menschen häufig sehr, und dies oft, wenn es für ihr Unglück-
lichsein keinen echten Grund gibt."
(Dr. Edward Bach, Gesammelte Werke, Von der Homöopathie zur Bach-Blütentherapie,
Aquamarin-Verlag, Grafing, 5. Auflage 2003, ISBN 3-89427-242-2, S. 77).

Die zentralen Lernaufgaben im Nabelchakra sind die Entwicklung von Willenskraft, Selbstkontrolle, Durchsetzungs- und Abgrenzungsfähigkeit. Die Grundproblematik der zugehörigen Dienerblütengruppe ist die Überempfindlichkeit gegenüber Einflüssen von außen. Im Falle von Eifersucht, Neid und Rachsucht fehlt die Willenskraft zur Selbstkontrolle. Äußeren Reizen wird es gestattet, eine über-empfindliche Reaktion des Gemütes auszulösen. Vertieft betrachtet, ist Eifersucht die Gier, einen anderen Menschen besitzen zu wollen. Daraus resultiert die Illusion, Menschen und Liebe verlieren zu können. Anhaftung und Leid sind die Folgen. Anhaftung entsteht aus einem geringen Selbstwertgefühl, aus einem Gefühl des Mangels, nicht vollständig zu sein. Bach schreibt dazu:

„Was wir ´Liebe´ nennen, ist eine Kombination von Gier und [Angst], das heißt
Verlangen nach mehr und Angst zu verlieren.[...] Wahre Liebe muss unendlich höher
stehen als unser gewöhnliches Begreifen; sie muss etwas Gewaltiges sein, das
gänzliche Vergessen seiner selbst, das Verlieren der Individualität in der Einheit, das
Eingehen der Persönlichkeit in das Ganze. So, scheint es, ist Liebe das Gegenteil von
Ich. [...]"
(Dr. Edward Bach, Gesammelte Werke, Von der Homöopathie zur Bach-Blütentherapie,
Aquamarin-Verlag, Grafing, 5. Auflage 2003, ISBN 3-89427-242-2, S. 46).

Zusammenfassung Holly

Der *Holly*-Zustand zeigt typische Themen des Nabelchakras: Eifersucht, Neid und Gier sind zerstörerische Gefühle, eine Form der Autoaggression, als Folge fehlender Willenskraft und Selbstkontrolle. Auf der körperlichen Ebene kann dies unterschiedliche Spuren hinterlassen. Übermäßige oder gestaute Gefühle führen neben Hypertonie vor allem zu zahlreichen entzündlichen Prozessen im Körper, wie z.B. Reizdarmsymptomatik, Gastritis, Ulcus, Leber-Galle-Störungen, Sodbrennen, Autoaggressionskrankheiten, Autoimmunerkrankungen bis hin zum Krebs.

Einsamkeit / Herzchakra

Wir befinden uns im Herzchakra. Das zugehörige Element ist Luft. Die Haupt-aufgabe dieses Chakras auf der geistigen Ebene ist die Entwicklung von Nächsten-liebe. Auf der seelischen Ebene erlangt der Mensch hier die Fähigkeit, sich selbst und anderen zu verzeihen und bedingungslos zu lieben.

Das ist der Schritt vom ICH zum DU. Während wir im Nabelchakra die Aufgabe hatten, unser Ego, d.h. eine gesunde Eigenliebe und ein gesundes Selbstwertgefühl zu entwickeln, besteht die zentrale Lernaufgabe des Herzchakras nun darin, sich im selbstlosem Dienst am Nächsten, in Vergebung und in bedingungsloser Liebe zu üben.

Bach bezeichnet diesen Erkenntnisschritt zum Herzchakra als Wendepunkt:

> *„[...]Dann gelangen wir an den Wendepunkt: Geboren wird der Wunsch, anderen zu dienen. Nun beginnt der Kampf, denn im Laufe unserer Entwicklung gilt es, 'selbst' in 'selbstlos' umzukehren, Getrenntsein in Einheit. [...]"*
> *(Dr. Edward Bach, Gesammelte Werke, Von der Homöopathie zur Bach-Blütentherapie, Aquamarin-Verlag, Grafing, 5. Auflage 2003, ISBN 3-89427-242-2, S. 224).*

Das Herzchakra zu entwickeln bedeutet, sich selbst und anderen zu vergeben und das Gesetz der Einheit zu erkennen: ICH bin DU.

So praktizieren wir echtes Christusbewusstsein: *„Liebe deinen Nächsten wie dich selbst."* und *„Liebe deine Feinde.".*

> *„[...]So, scheint es, ist die Liebe das Gegenteil des Ich. Wenn wir diese Worte verstehen, werden wir auch die Lehren Christi verstehen, und sie sind uns nicht länger Gleichnisse. In gewisser Weise scheint Liebe mit Weisheit verbundenes Dienen zu sein. [...] Wahre Gottes- oder Nächstenliebe ist wohl das Verlangen zu dienen, ohne Lohn zu erwarten. [...]"*
> *(Dr. Edward Bach, Gesammelte Werke, Von der Homöopathie zur Bach-Blütentherapie, Aquamarin-Verlag, Grafing, 5. Auflage 2003, ISBN 3-89427-242-2, S. 46).*

Die Entwicklung vom ICH zum DU ist verbunden mit der Ausbildung der Liebesfähigkeit. Fehlende Liebesfähigkeit führt in die Einsamkeit. Diesen negativen Zustand in seinen verschiedenen Ausprägungen fasst Bach in der Gruppe „Einsamkeit" zusammen, der er insgesamt drei Blüten zuordnet:

Die 12 Dienerblüten

Impatiens/ Water Violet
Heather*

Legende: fett: Heilerblüte / Sternchen: Helferblüte / kursiv: Dienerblüten

Erinnern wir uns:

Auf der Ebene der Heilerblüten haben wir *Impatiens* und *Water Violet*. Die Schattenseiten (Fehler) sind hier Ungeduld (Impatiens) und Kummer (Water Violet). Die konstruktiv zu entwickelnden Seelenqualitäten (Tugenden) sind Vergebung (Impatiens) und (Lebens-)Freude (Water Violet).

Um die Seelenqualität der Vergebung (Impatiens) zu entfalten ist es erforderlich, eine gleichberechtigte Balance zwischen ICH und DU zu gewinnen, so dass die Andersartigkeit nicht mehr als Kränkung erlebt wird, sondern respektiert werden kann. Der bequemere Weg führt in den Schatten, zur Ausbildung des korrespondierenden Fehlers, der Ungeduld. Der bequemere Weg ist es, das eigene Tempo auf Kosten anderer durchsetzen, notfalls mit Gewalt oder Abwertung.

Lebens-Freude (Water Violet) als Tugend basiert auf der Erkenntnis des Prinzips der Einheit, dem Menschen als Teil des Großen Ganzen. Kummer wird darin als Weg zu Erkenntnis begriffen. In der Läuterung des Erkennens wandelt sich der Kummer in die Freude der Sinnhaftigkeit allen Geschehens. Um die Seelenqualität der Freude zu entfalten ist es erforderlich, eine Balance zwischen Individualität und Gemeinschaft zu entwickeln, das Gleichgewicht zu finden zwischen Nähe und Distanz.

Der bequemere Weg führt in den Schatten, zur Ausbildung des korrespondierenden Fehlers, des Kummers. Der bequemere Weg ist es, Kummer zum Werkzeug zu machen, an dem die eigene Größe wie zelebriert wird. Dieser Kummer sondert ab und macht einsam.

Die Menschen spüren sehr wohl, wie unverzichtbar das Miteinander mit anderen Menschen ist. Sie leiden sogar an der Einsamkeit. Die Aufgabe wäre, zu erkennen, dass sich die Lebensaufgabe des Menschen in der sich gegenseitig helfenden Gemeinschaft erfüllt und dies ein liebevolles und gegenseitiges Wahr- und An- nehmen des jeweils Anderen erfordert. Dies ist jedoch anstrengend. Bequemer ist die Entwicklung des geistigen Fehlers der Eigenliebe. (Heather) Der auf sich be- zogene Mensch sorgt sich nicht selbstlos um die anderen Menschen, sondern zieht aus dem Tun für Andere primär persönlichen Nutzen. Er definiert sich über seine kompetente Hilfe und fühlt sich gut dabei, wenn andere Menschen von ihm abhängig sind. Der Heathermensch manipuliert die Hilfsbedürftigen. Seine eigenen Interessen und Vorstellungen werden den anderen Menschen aufgedrängt.

Bach beschreibt in seinen Ausführungen sehr genau die Folgen von *Eigenliebe* auf der körperlichen Ebene:

> *„Die Heather-Typen neigen dazu, unter Herz-Problemen zu leiden, unter Herzklopfen, klopfenden Kopfschmerzen, Verdauungsstörungen und solchen Beschwerden, wie sie von ängstlicher Erregung verursacht werden können und dem intensiven Bemühen, in den gewöhnlichen Alltagsangelegenheiten zu helfen. […]"*
> (Dr. Edward Bach, Gesammelte Werke, Von der Homöopathie zur Bach-Blütentherapie, Aquamarin-Verlag, Grafing, 5. Auflage 2003, ISBN 3-89427-242-2, S. 113).

> *„[…] Die Krankheiten des Sich-nach-innen-Wendens, Neurose, Neurasthenie und ähnliches, die dem Leben so viel von seiner Freude nehmen, sind durch zu starke Eigenliebe verursacht. […]"*
> (Dr. Edward Bach, Gesammelte Werke, Von der Homöopathie zur Bach-Blütentherapie, Aquamarin-Verlag, Grafing, 5. Auflage 2003, ISBN 3-89427-242-2, S. 190).

Zusammenfassung

Die Hauptthemen im Herzchakra sind Vergebung, Selbstlosigkeit, Mitgefühl und Lebensfreude. Die zentrale Lernaufgabe auf der geistigen Ebene ist die Entwicklung der Nächsten-Liebe. Gelingt dieser Erkenntnis-Schritt vom ICH zum DU nicht (aus EINS mach ZWEI), so bleibt der Mensch EINSam und auf der Stufe des Nabelchakras stehen. Er entwickelt eine krankhafte Eigenliebe, bei der die eigenen Interessen über das Wohl der Mitmenschen gestellt werden. Die Sorge um andere Menschen erfolgt dann nur in dem Maße, in welchem sie den Eigeninteressen dienlich ist. Manipulation und „Macht-Spiele" sind die Folge.

Dieser geistige Fehler wird mit der Helferblüte Heather behandelt. Zur Unterstützung der Entwicklung des Altruismus können alle Übungen aus dem Karma-Yoga praktiziert werden.

Auf der Ebene der Dienerblüten finden sich keine Vertreter, da das Herzchakra als balancierender Mittelpunkt des Chakra-Systems im Falle der chronifizierten Störung immer auf die benachbarten Chakras wirkt.

Überfürsorge für andere / Halschakra

Wir befinden uns im Halschakra. Das zugehörige Element ist Äther. Das Element Äther dient unter anderem als Träger des Tones und ist damit auch das Medium der Kommunikation. Die zentralen Lernaufgaben des Halschakras sind Selbstausdruck, Authentizität, Selbstverantwortung und Selbstbestimmung. Auf der geistigen Ebene haben wir die authentische Kommunikation zu lernen. Das bedeutet, wahrhaftig zu kommunizieren, „aus dem Herzen" zu sprechen. Auf der seelischen Ebene besteht die Aufgabe darin, Wissen (Vidya) und Weisheit zu erlangen.

Chicory/ Vervain
Rock Water* / Vine *
Beech

Legende: fett: Heilerblüte / Sternchen: Helferblüte / kursiv: Dienerblüten

Erinnern wir uns:
Auf der Ebene der Heilerblüten haben wir *Chicory* und *Vervain*. Die Schattenseiten (Fehler) sind hier Zwang (Chicory) und Fanatismus (Vervain). Die konstruktiv zu entwickelnden Seelenqualitäten (Tugenden) sind (Nächsten-)Liebe (Chicory) und Toleranz (Vervain).
Um die Seelenqualität der (Nächsten-)Liebe (Chicory) zu entfalten ist es erforderlich, selbstlose Handlungen zu erbringen und sich in Demut zu üben. Der bequemere Weg führt in den Schatten, zur Ausbildung des korrespondierenden Fehlers, der zwanghaften Überbesorgtheit infolge der gestauten Liebe. Der bequemere Weg ist es, die eigenen Kompetenzen und Fähigkeiten zu nutzen, um andere zu bevormunden und zu dominieren.
Um die Seelenqualität der Toleranz (Vervain) zu entfalten ist es erforderlich, die eigenen extremen Ansprüche zu überwinden. Daraus resultiert die innere Größe, auch den anderen Menschen in seiner Selbstbestimmtheit annehmen zu können. Der bequemere Weg führt in den Schatten, zur Ausbildung des korrespondierenden Fehlers, des Fanatismus. Der bequemere Weg ist es, den eigenen hohen Maßstab zur Dominanz über Andere zu nutzen und sich selbst immer neu mit unbeugsamem Willen zur Disziplin anzuhalten.

145

Auf der geistigen Ebene führen übertriebene Intoleranz und Selbstdisziplin zum Festhalten an starren Strukturen (Rock Water) und falschem Stolz (Vine). Der Mensch weigert sich, Veränderungen im Leben zuzulassen. Stattdessen erstarrt er in Prinzipien, ist verkopft, entwickelt eine Überbetonung des geistigen Pols, die Lebendigkeit kommt zu kurz. Es resultiert eine Ansammlung toter Prinzipien und Dogmen, ohne die Lebendigkeit echten Wissens. Der Mensch versucht, durch Ansammlung von totem Faktenwissen seine fehlende Entwicklung zu lebendigem Erfahrungswissen zu kompensieren. Dieser geistige Irrtum der Unwissenheit wird mit der Helferblüte Rock Water behandelt. Bach beschreibt in seinen Ausführungen sehr genau die Folgen von Unwissenheit auf der körperlichen Ebene:

> *„[...]Unwissenheit und mangelnde Klugheit führen unmittelbar zu Schwierigkeiten im Alltagsleben; weigert man sich darüber hinaus beharrlich, die Wahrheit zu sehen, wenn sich die Gelegenheit dazu bietet, sind Kurzsichtigkeit und Beeinträchtigung von Sehkraft und Hörvermögen die natürlichen Konsequenzen. [...]"*
> (Dr. Edward Bach, Gesammelte Werke, Von der Homöopathie zur Bach-Blütentherapie, Aquamarin-Verlag, Grafing, 5. Auflage 2003, ISBN 3-89427-242-2, S. 190).

Beim geistigen Fehler Stolz im *Vine*-Muster wird die eigene Persönlichkeit, das Ego, überbewertet. Die Folgen sind einerseits Arroganz und Überheblichkeit, andererseits mischt sich der *Vine*-Typ damit zu sehr in den Lebensplan seiner MitMenschen ein.

Bach beschreibt in seinen Ausführungen sehr genau die Folgen von Stolz auf der körperlichen Ebene:

> *„[...] Stolz [...], die Frucht von Arroganz und Starrheit im Denken, wird Krankheiten erzeugen, die Starrheit und Steifheit im Körper mit sich bringen. [...]"*
> (Dr. Edward Bach, Gesammelte Werke, Von der Homöopathie zur Bach-Blütentherapie, Aquamarin-Verlag, Grafing, 5. Auflage 2003, ISBN 3-89427-242-2, S. 189- 190).

Es gilt also, die eigene Intoleranz bewusst zu machen und zu erlösen, statt sie zu verdrängen. Der ineffektive und unbewusste Versuch, die Intoleranz zu erlösen, besteht darin, zu viel Toleranz zu üben. Der Mensch ist dann nicht mehr in der Lage, entsprechend dieser Erkenntnisstufe das Falsche vom Richtigen zu unterscheiden. Übertriebener Toleranz liegt die Angst vor Konflikten zugrunde und dies müsste zur Auflösung des pathologischen Musters erkannt werden. Die übertriebene Toleranz entspricht dem *Beech*-Muster:

1. Beech

„Für jene, die das Bedürfnis haben, in allem, was sie umgibt, besonders das Gute und Schöne zu sehen. Und obwohl vieles offensichtlich falsch ist, haben sie doch die Fähigkeit, das Gute im Innern zu erkennen. So achten sie darauf, toleranter, nachsichtiger und verständnisvoller gegenüber den verschiedenen Weisen zu sein, in denen jeder Einzelne und alles sich seiner jeweiligen Vollendung nähert."
(Dr. Edward Bach, Gesammelte Werke, Von der Homöopathie zur Bach-Blütentherapie, Aquamarin-Verlag, Grafing, 5. Auflage 2003, ISBN 3-89427-242-2, S. 81).

Weisheit besitzt eine stark individuelle Komponente. Jeder Mensch geht seinen eigenen Erkenntnisweg zur Weisheit, in seiner eigenen Geschwindigkeit. Diese Erkenntnis führt zu echter Toleranz.
Übertriebene Toleranz, d.h. immer nur das Gute und Positive zu sehen, bedeutet dagegen, das Gesetz der Polarität zu missachten, welches dem Menschen dazu dient, Erkenntnis zu erringen.

Zusammenfassung Beech

Im Halschakra erlangen wir Vidya (Wissen), die Fähigkeit zur Unterscheidung zwischen wahr und unwahr, ewig und vergänglich.
Auf dieser Stufe gilt es, falsches (vergängliches) Verhalten des Menschen von seinem wahren göttlichen (ewigen) Wesenskern zu unterscheiden und sich entsprechend zu positionieren. Falsches Verhalten im Sinne von unethisch, kriminell und zerstörerisch gilt es entsprechend zu bewerten und zu sanktionieren.
Die höchste Erkenntnis „Alles ist gut, wie es ist", und damit das Auflösen aller Bewertungen, ist auf der spirituellen Ebene als Einheits-Bewusstsein erst im Kronenchakra, jenseits der Dualität, möglich. Eine übertriebene Toleranz ist auf der Erkenntnisstufe des Halschakras daher Folge der Angst vor Konflikten und stellt ein Kompensationsmuster dar, um die eigene Intoleranz zu verdrängen.
Es resultieren auch auf der körperlichen Ebene Intoleranzen, wie beispielsweise in Form von Allergien, Nahrungsmittel-Unverträglichkeiten oder Hautkrankheiten.

Unsicherheit / Stirnchakra (3. Auge)

Wir befinden uns im Stirnchakra, dem 3. Auge. In diesem 6. Chakra entwickeln wir unseren 6. Sinn - unsere Intuition. Die Seelenaufgabe besteht in der intuitiven Erkenntnis. Auf der geistigen Ebene lernen wir die Fähigkeit zur übersinnlichen Wahrnehmung.

Eine funktionierende Intuition ist die Voraussetzung dafür, sich seiner Entscheidungen letztlich wirklich sicher sein zu können. Ist Intuition nicht gegeben, so resultiert bleibende Unsicherheit. Bach fasst negative Zustände zu dieser Problematik in seiner Gruppe „Unsicherheit" zusammen und ordnet insgesamt sechs Blüten zu:

Cerato/ Scleranthus/ Gentian
Gorse*/ Wild Oat*
Hornbaem

Legende: fett: Heilerblüte / Sternchen: Helferblüte / kursiv: Dienerblüten

Erinnern wir uns:
Auf der Ebene der Heilerblüten haben wir *Cerato, Scleranthus* und *Gentian.* Die Schattenseiten (Fehler) sind hier Unwissenheit (Cerato), Unentschlossenheit (Scleranthus) und Zweifel (Gentian). Die konstruktiv zu entwickelnden Seelenqualitäten (Tugenden) sind Weisheit (Cerato), Standhaftigkeit (Scleranthus) und Verständnis (Gentian).
Um die Seelenqualität der Weisheit zu entfalten ist es erforderlich, Unvollkommenheit und Fehler als Quelle zu innerem Wachstum zu erkennen und zuzulassen. Der bequemere Weg führt in den Schatten, zur Ausbildung des korrespondierenden Fehlers, der Unwissenheit. Der bequemere Weg ist es, sich an Vorgaben anderer zu orientieren, um Fehler und ihre negativen Folgen möglichst zu vermeiden. Damit vermeidet man es auch, Verantwortung für eigene Entscheidungen zu übernehmen.
Um die Seelenqualität der Standhaftigkeit zu entwickeln ist es erforderlich, eine eigene Autonomie und Konfliktfähigkeit zu entfalten. Der bequemere Weg führt in den Schatten, zur Ausbildung des korrespondierenden Fehlers, der Unent-

schlossenheit. Der bequemere Weg ist es, sich nicht festzulegen und stattdessen seine Meinung immer wieder neu von außen beeinflussen zu lassen.

Um die Seelenqualität des Verständnisses zu entfalten ist es erforderlich, den Blick immer wieder vom Detail auf das große Ganze zu wenden, um das Wesentliche erkennen zu lernen. Der bequemere Weg führt in den Schatten, zur Ausbildung des korrespondierenden Fehlers, des Zweifels. Der bequemere Weg ist es, die Aufmerksamkeit nur auf überschaubare Details und Aspekte zu richten. Losgelöst vom großen Ganzen der Schöpfung entsteht dabei immer neuer Raum für Zweifel über das vermutet Erkannte.

Werden auf der Seelenebene die Schattenseiten von Unwissenheit, Unentschlossenheit und Zweifel nicht erlöst, kommt es auf der geistigen Ebene zur Hoffnungslosigkeit (Gorse). Der korrespondierende geistige Fehler ist der Hass, als grundlegende Geisteshaltung, die die Liebesfähigkeit verhindert. Da Liebe als die ursprüngliche Qualität des Göttlichen gilt, die sich in der Schöpfung widerspiegelt, stellt sich der hassende Mensch in Konfrontation zum göttlichen Schöpfungsgedanken. Ständiger Hass ohne Anbindung an die lebenspendende Liebe und damit an die Einheit mit anderen Menschen führt zwangsläufig in äußere und vor allem innere Einsamkeit. Solch perspektivlose Einsamkeit ist jedoch nicht zu ertragen und lässt den Menschen die Kontrolle über seine Gefühlswelt verlieren.

Bach beschreibt in seinen Ausführungen die Folgen von Hass auf der körperlichen Ebene.

> „[...] Die Strafe für Hass besteht in Einsamkeit, heftigen unbeherrschten Temperamentausbrüchen, nervlichen Belastungen und hysterischen Zuständen. [...]"
> (Dr. Edward Bach, Gesammelte Werke, Von der Homöopathie zur Bach-Blütentherapie, Aquamarin-Verlag, Grafing, 5. Auflage 2003, ISBN 3-89427-242-2, S. 190).

Die Fähigkeit, unsere innere Stimme zu hören, ist notwendig, um in wesentlichen Lebensentscheidungen eine innere Sicherheit zu gewinnen. Unsere innere Stimme ist als Seelenqualität Teil unserer göttlichen Natur. Sie lässt uns Anteil haben an der unendlichen Tiefe göttlicher Weisheit. Haben wir auf der Ebene des Stirnchakras keinen Zugang zu dieser Weisheit, ist Unsicherheit die Folge.

Bach beschreibt in seinen Ausführungen auch die Folgen der Unsicherheit auf der körperlichen Ebene. Unsicherheit, die fehlende Anbindung an die innere Stimme und damit an die göttliche Weisheit und Führung, spiegelt sich auf der Körperebene als Unsicherheit in den Bewegungsfunktionen des Körpers wider.

„[…] Ein labiles Gemüt führt zwangsläufig zu der gleichen Eigenschaft im Körperlichen, das heißt zu verschiedenen Störungen, die Bewegung und Koordination beeinträchtigen."
(Dr. Edward Bach, Gesammelte Werke, Von der Homöopathie zur Bach-Blütentherapie, Aquamarin-Verlag, Grafing, 5. Auflage 2003, ISBN 3-89427-242-2, S. 190).

1. Hornbeam

„Für jene, die das Gefühl haben, nicht genügend seelische oder körperliche Kraft zu besitzen, um die Bürde des Lebens zu tragen. Die Angelegenheiten des Alltags erscheinen ihnen zu schwer, auch wenn sie ihre Aufgabe in der Regel erfüllen können. Für jene, die glauben, dass sie körperlich oder seelisch einer Stärkung bedürfen, um ihr Tagwerk leicht vollbringen zu können.“
(Dr. Edward Bach, Gesammelte Werke, Von der Homöopathie zur Bach-Blütentherapie, Aquamarin-Verlag, Grafing, 5. Auflage 2003, ISBN 3-89427-242-2, S. 72).

Unsicherheit schwächt. Wer sich seiner Sache sicher ist, der geht mit Elan und nicht nachlassender Energie an die Dinge heran. Umgekehrt wird der immer weniger leistungsfähig und leistungswillig sein, der sich der Richtigkeit seiner Handlungen nicht sicher ist. Hinzu kommt, dass Unsicherheit dazu führt, dass sich der Mensch ständig Gedanken macht. Er denkt immer wieder über eine Sache nach, ohne letztlich zu einem beruhigenden Ergebnis, zu einer inneren Sicherheit zu gelangen. Ist die Energie im Stirnchakra jedoch zu hoch, fehlt die nötige Erdung. Die Folge ist eine mentale Erschöpfung, wie sie sich im *Hornbeam*-Muster zeigt.

Die Lektion des Stirnchakras besteht darin, die Gefühle und Lernerfahrungen der unteren Chakras mit der höheren Weisheit und Einsicht der oberen Chakras zu verbinden. Sind wir auf der Ebene des sechsten Chakras nicht in der Lage, die Angelegenheiten des Alltags zu verrichten, so fehlt die nötige Erdung zum spirituellen Überbau. „Ora et labora“, „Bete und arbeite“, die Ordensregel der Benediktiner-Mönche, wäre hier die Strategie zum Ausgleich und zur Heilung.

Zusammenfassung Hornbeam

Geistige Erschöpfung entsteht durch eine Überbeanspruchung des Mentalapparates, was ein „Zuviel“ an Energie im Kopf bedeutet. Der Mensch ist verkopft und hat den Kontakt zu seiner Basis verloren.

Auf der körperlichen Ebene sind zwangsläufig körperliche Erschöpfung mit Kopfschmerzsymptomatik die Folge. Anhaltende Unsicherheit, als Ursache der Überbeanspruchung des Mentalapparates, führt zudem zu verschiedensten Symptomen von geistiger (Hysterie) und körperlicher Instabilität (Motorik, Koordination).

Die 12 Dienerblüten im Yoga

Die heilige Zahl 12 finden wir auch im Yoga wieder. Die 12 als Sinnbild der kosmischen Ordnung bildet einen vollständigen Zyklus. Zyklen sind Transformationsprozesse und dienen der Bewusstseinserweiterung und dem spirituellem Erwachen. Sie erfordern eine (Lebens-) Umkehr, die Überwindung des Egos und eine neue Ein-Sicht der Welt. Zwei der bekanntesten Yoga-Zyklen, in denen 12 Stellungen (Asanas) kombiniert werden, sind das Sonnengebet, *Surya Namaskar* und die sogenannte *Rishikesh-Reihe*. Die Rishikesh-Reihe ist ein uralter Yogazyklus, der von dem indischen Arzt und Yogameister Swami Sivananda (1887-1968) überarbeitet und durch seine Yogaschule in Rishikesh populär gemacht wurde. Die 12 Asanas vereinigen in einzigartiger Art und Weise alle Wirkprinzipien des Hatha-Yoga. Durch Standübungen, Vorwärtsbeugen, Rückwärtsbeugen, Umkehrhaltungen, Drehpositionen und Gleichgewichtsübungen wird die Wirbelsäule in alle Richtungen flexibilisiert und die feinstofflichen Kanäle werden geöffnet. So hat dieser 12er-Zyklus nicht nur eine ausgleichende und heilende Wirkung auf das gesamte Muskel- und Skelettsystem sowie auf alle inneren Organe des Menschen, sondern wirkt auch auf der energetischen und auf der seelisch-geistigen Ebene.

Alle Chakras werden durch die 12 Übungen von oben nach unten energetisiert und harmonisiert.

Ein Gefühl der Vollkommenheit und des inneren sowie äußeren Gleichgewichts stellt sich ein.

Die einzelnen 12 Asanas lassen sich den entsprechenden 12 körperlichen Aspekten der Dienerblüten wie folgt zuordnen:

Die 12 Asanas der Rishikesh-Reihe in ihrer Abfolge:

1. *Shirshasana* (Kopfstand)
2. *Sarvangasana* (Schulterstand)
3. *Halasana* (Pflug)
4. *Matsyasana* (Fisch)
5. *Pashimothasana* (sitzende Vorwärtsbeuge)
6. *Bhujangasana* (Kobra)
7. *Salabasana* (Heuschrecke)
8. *Dhanurasana* (Bogen)
9. *Ardha Matsyendrasana* (Drehsitz)
10. *Kakasana* (Krähe)
11. *Hastapadasana* (stehende Vorwärtsbeuge)
12. *Trikonasana* (Dreieck)

Die 12 Dienerblüten

Chakra	Blüte	Asana	Wirkung
Stirn-Chakra	Horn-beam	*Shirshasana* (Kopfstand)	aktiviert alle Gehirnfunktionen, körperlich-geistige Stärkung, Mut, Willenskraft
Hals-Chakra	Beech	*Sarvangasan* (Schulterstand)	harmonisiert Schilddrüsenfunktion, Gefühl der Ganzheit (sarva= alle; anga= Teile)
Nabel-Chakra	Walnut	*Halasana* (Pflug)	harmonisiert die Bauchorgane, innere Mitte, Kraft für Veränderung
	Holly	*Matsyasana* (Fisch)	aktiviert Solarplexus, Herzöffnung, löst emotionale Spannungen
Sex-Chakra	Cherry Plum	*Pashimoth-asana (sitzende* Vorwärtsbeuge)	aktiviert Bauchorgane, Blase, Niere, Darm, stärkt Nervensystem, Hingabe, loslassen können
	Aspen	*Bhujangasana* (Kobra)	aktiviert weibliche Geschlechts-organe, öffnet und befreit von Ängsten
	Red Chestnut	*Salabasana* (Heuschrecke)	aktiviert Bauchorgane, Willenskraft, Durchsetzungsvermögen
Wurzel-Chakra	Mustard	*Dhanurasana* (Bogen)	stärkt die gesamte Wirbelsäule, aktiviert Leber/Galle, Verdauung
	White Chestnut	*Ardha matsyendr asana* (Drehsitz)	beruhigend, inneres Gleichgewicht, fördert Kundalini-Energie
	Wild Rose	*Kakasana* (Krähe)	stark aktivierend, fördert Gleichgewicht, Mut, Willenskraft
	Chestnut Bud	*Hastapadasana* (stehende Vorwärtsbeuge)	aktiviert geistige Fähigkeiten, Demut und Hingabe
	Honey-suckle	*Trikonasana* (Dreieck)	harmonisiert alle Chakras, offen werden für Neues

Die 12 Dienerblüten und die 12 Lebenssalze

Eine weitere interessante Entsprechung finden wir, wenn wir die 12 körperlichen Aspekte der 12 Dienerblüten mit den 12 Lebenssalzen nach Dr. Schüßler vergleichen. Der Arzt und Homöopath Dr. Wilhelm Heinrich Schüßler (1821-1898) erkannte nach Untersuchungen von Leichenasche, dass nach dem Tod des Menschen genau 12 anorganische Salze zurückbleiben. Er nannte diese 12 Mineralsalze auch *Salze des Lebens*, weil sie nach seiner Auffassung die stofflichen Träger des Lebens sind.

Wir wissen heute, dass der Mensch insgesamt 84 Mineralien benötigt, davon genau 12 Grundsalze. Besteht im menschlichen Körper ein Mangel oder ein Ungleichgewicht dieser lebensnotwendigen Mineralstoffe, entsteht Krankheit. Die Salze unterstützen im Körper das Prinzip von Reinigung und Nährung. Sie helfen zum Beispiel bei der Ausleitung von Schlacken aus der Leber, bei der Entsäuerung und unterstützen alle Stoffwechselprozesse. Doch ein Mangel dieser Salze hat nicht nur Auswirkungen auf den Körper, sondern auch auf die Psyche.

Die nachfolgende Tabelle zeigt die einzelnen Blüten mit ihren negativen Gemütszuständen in der Zuordnung zu den Mineralsalzen und ihrer Wirkung auf der körperlichen und seelisch-geistigen Ebene:

Die 12 Dienerblüten

Blüte	Thema	Salz	Wirkung Körper	Wirkung Psyche (bei Mangel)
Mustard	Melancholie, Schwermut, Verzweiflung	Nr. 8 Natrium chloratum	Regulation Wasser- und Salzhaushalt, für alle Muskeln, blutbildend, entgiftend	Traurigkeit, Weinerlichkeit, Selbstmitleid, Verzagtheit, Tagesmüdigkeit, Mangel an Lebensfreude
White Chestnut	Konzentrationsstörungen Gedächtnisstörungen	Nr. 5 Kalium phosph.	Notfallmittel bei Erschöpfung und Schwäche, Betriebsstoff für Gehirnzellen (Lecithin)	zu viele Gedanken, die ungefiltert eindringen, Nervosität, Gedächtnisschwäche, Stimmungsschwankungen, Melancholie
Wild Rose	Apathie, zu wenig Lebensenergie, Vitalitätsmangel	Nr. 3 Ferrum phosph.	erhöht den Stoffwechsel, Spannkraft der Muskeln, gegen Anämie	wenig Emotionen, geringe Widerstandskraft, antriebslos, mangelnde Durchsetzungskraft
Chestnut Bud	unfähig, aus der Vergangenheit zu lernen	Nr. 4 Kalium chloratum	Entgiftungsmittel, Ausscheidungssalz	Festhalten an alten Gedankenmustern, Schuld im Außen suchen, Hypochondrie, Trägheit
Honeysuckle	Festhalten an Vergangenem, Wunschträumen	Nr. 6 Kalium sulfuricum	fördert den Stoffwechsel, Entschlackung, Muskelsalz, Salz für Haut und Schleimhaut	lebt in der Vergangenheit, Festhalten an alten Problemen, mangelndes Selbstvertrauen, Passivität, zu wenig Lebenskraft
Cherry Plum	Angst, Kontrolle zu verlieren, hoher innerer Druck	Nr. 7 Magnesium phosph.	Beruhigungs-, Schmerz- und Krampfmittel, steuert vegetatives Nervensystem	unfähig, klar zu denken, hohe innere Anspannung, Angst vor Emotionen, Lebensangst, Neurosen

Die 12 Dienerblüten

Aspen	unerklärliche Ängste, Mangel an Vertrauen, zu wenig Schutz	Nr. 12 Calcium sulfuricum	Betriebsstoff für den abbauenden Eiweißstoff-wechsel, Durchlässigkeit der Gewebe	mangelnde Abgrenzung, mangelndes Vertrauen, fühlt sich ausweglos
Red Chestnut	Angst um andere, Symbiose	Nr. 11 Silicea	Betriebsstoff für Bindegewebe und Säureabbau, Nervenmittel	reizbare Schwäche, wenig klare Abgrenzung, Ängstlichkeit
Walnut	Beeinflussbar-keit von außen in Phasen großer Veränderung	Nr. 10 Natrium sulfuricum	Betriebsstoff für Ausscheidung der Schadstoffe	Unsicherheit, wenig Bereitschaft zur Erneuerung, Festhalten an Dogmen und Konventionen
Holly	Eifersucht, Neid, Aggressivität, ärgerliche Unruhe	Nr.9 Natrium phosph.	Reguliert Säure- und Fettstoff-wechsel, gegen Übersäuerung	„stinksauer", gereizt, Wut, Minderwertigkeits-gefühle, Eifersucht
Beech	Intoleranz, Eigensinn, Starrheit	Nr. 1 Calcium fluoratum	Salz für Binde-gewebe, Gelenke, Knochen	innere und äußere Starre, Unflexibilität, Intoleranz
Horn-beam	fehlende körperliche/ seelische Spannkraft	Nr. 2 Calcium phosph.	Aufbau-, Kräftigungs- und Nervenmittel, Entspannung	Erschöpfung, Kopflastigkeit

Die 7 „Erlöserblüten"

Die 7 Erlöserblüten
korrigieren Symptome der verweigerten Öffnung zur Einheit

	Erlöserblüten	Hauptgruppe	Chakra
1.	*Crab Apple*	Mutlosigkeit und Verzweiflung	Kronenchakra
2.	*Pine*		
3.	*Larch*		
4.	*Elm*		
5.	*Willow*		
6.	*Sweet Chestnut*		
7.	*Star of Bethlehem*		

Der „Aufstieg" des individuellen Menschen durch die Chakras, vom Wurzel- hin zum Kronenchakra, spiegelt die Entwicklung des Individuums vom Materiellen durch das Geistig-Emotionale bis hin zum Seelisch-Metaphysischen wider. Inkarniert in die materielle polare Schöpfung erschließt sich dem erwachenden Menschen erst durch das vollständige Eintauchen in die Gesetze der polaren Materie und das zunehmende Durchgeistigen der erlebten Welt der Zugang zur übermateriellen, seelisch-göttlichen Dimension der eigenen Existenz. Die Rückbindung (re-ligio) an den eigenen göttlichen Ursprung gipfelt letztlich auf der Ebene des Kronenchakras in der Erreichung eines Erleuchtungszustandes. Die seelisch-göttliche Dimension ist dabei Ausgangspunkt und Endpunkt unserer Lebensreise. Hineingeworfen in die Schöpfung erfordert jede Inkarnation neu unseren Weg durch Materie und Geist hin – oder besser *zurück* – zur seelischen Heimat in der göttlichen Sphäre. Unsere seelische Konstitution, repräsentiert durch die Heilerblüten, stellt unser Rüstzeug dar, mit dem wir die anstehende Lebensaufgabe in der Inkarnation bewältigen können. Vom Materiellen zum Geistigen hin immer weiter reifend, entwickeln wir vom Wurzelchakra hin zum Stirnchakra zunehmend Bewusstheit und erstarken in den mitgegebenen Seelenkräften unserer Konstitution.

Die Ebene des Kronenchakras repräsentiert einen Übergang. Im Zustand der Erleuchtung lösen wir uns wie befreit von den Rahmenbedingungen der materiell-polaren Schöpfung und treten ein in die Dimension der göttlichen Ebene. Auf dieser göttlichen Ebene verfügen wir uneingeschränkt über alle seelischen Qualitäten. Die für den Weg durch die Inkarnation wie aufbereitete „Seelenverpflegung" der seelischen Konstitution ist nun nicht mehr erforderlich. Wir können im Seelischen wieder schöpfen aus der unerschöpflichen Quelle unserer göttlichen Herkunft. Den Zustand der Erleuchtung im Kronenchakra zu erreichen, ist - wie schon beschrieben - an einen Übergang gebunden, vergleichbar dem Schwellenübertritt im Moment des Todes: die Lösung von der materiell-geistigen Ebene. Tatsächlich ist diese Lösung kein leicht erfolgender Prozess, sondern insbesondere verbunden mit ausgeprägten körperlichen und geistig-emotionalen Turbulenzen. Insbesondere erleben wir Ängste, denn der Übertritt in die seelisch-göttliche Dimension erfordert das Loslassen aller bis dahin mühsam errungenen Kräfte und Fähigkeiten im Materiellen und Geistig-Emotionalen. Bezeichnenderweise finden wir daher auf der Ebene des Kronenchakras als Helferblüte Oak, welche gerade diesen Prozess des Loslassens und der grundlegenden Veränderung ermöglicht. Auf der Ebene der Erlöserblüten finden sich ausnahmslos Blüten, die der Mutlosigkeit entgegenwirken, welche dem Loslassen und dem Weg in den Übergang als größte Hürde entgegensteht.

Betrachtet man die 7 Erlöserblüten jedoch nochmals vertieft, so eröffnet sich ein weiterer Aspekt der Erlöserblüten:
Die 7 Erlöserblüten stellen auf der Kronenchakraebene nochmals einen sieben-geteilten Prozess dar. Erneut lassen sich dabei die 7 Erlöserblüten den Aspekten der 7 Chakras zuordnen, quasi ein Reifungs- und Erleuchtungsprozess innerhalb der Ebene des Seelisch- Göttlichen.
Tatsächlich finden wir diese Beschreibung der Siebenteilung der Erleuchtungs-ebene in gleicher Weise in anderen Weisheitsschulen. Die Kabbalah beispielsweise spricht von den „sieben himmlischen Hallen", Christentum und Islam sprechen von den „sieben Himmeln", der Hinduismus von den „sieben Lokas (oder Swargas)". Die Alchemie kennt die sieben Stufen über die der Prozess der Vereinigung der Elemente Feuer und Wasser führt, bevor die Vereinigung aller Gegensätze, der zwei-geschlechtliche Hermaphrodit oder der Stein der Weisen, entspringt.

Die 7 Erlöserblüten repräsentieren in ihren Aspekten somit die sieben Stufen der Erleuchtung:

Bezeichnung in der Kabbala	Bezeichnung im Hinduismus	Aspekte der Erleuchtungs-Ebene	Zugehörige Bachblüte	Chakra-Bezug
Vilon	Bhurloka	Raum des inneren geistigen Lebens Der positiv strebende Mensch	*Crab Apple*	Wurzel
Rakiyah	Bhuvarloka	Meisterung der Wünsche und Begierden	*Pine*	Sex
Shehakim	Swarloka	Raum der Weisung und Belehrung Gewinnung von Weisheit über den Aufbau der Welt	*Larch*	Nabel
Zebel	Maharloka	Reich des Lichtes Sieg über die Finsternis	*Elm*	Herz
Maon	Janaloka	Raum der Klänge und Laute Ort der Anbetung	*Willow*	Hals
Makom	Taparloka	Ort der Vorsehung und des göttlichen Willens Raum der Akasha Intuition	*Sweet Chestnut*	Stirn
Arabot	Satyaloka	Ort göttlicher Gegenwart Reines Gewahrsein Samadhi	*Star of Bethlehem*	Krone

Sehen wir uns im Folgenden die 7 Erlöserblüten genauer an:

Mutlosigkeit und Verzweiflung / Kronenchakra

1.Crab Apple

„Dies ist ein Heilmittel zur Reinigung. Für jene, die das Gefühl haben, etwas nicht ganz Reines an sich zu haben. Oft ist dies etwas offensichtlich Unbedeutendes. Andere mögen eine weitaus ernstere Krankheit haben. Diese bleibt fast unbeachtet im Vergleich mit der einen Kleinigkeit, auf die sie ihre Aufmerksamkeit konzentrieren. In beiden Fällen sind sie jedoch ängstlich darauf bedacht, frei zu sein von jener einen bestimmten Angelegenheit, die ihr ganzes Denken mit Beschlag belegt und ihnen so wesentlich erscheint, dass sie davon geheilt werden wollen. Sie werden verzagt, wenn die Behandlung fehlschlägt.

Als reinigendes Heilmittel kann diese Medizin auch Wunden säubern, wenn der Patient Grund zu der Annahme hat, dass Giftstoffe eingedrungen sind, die entfernt werden müssen."

(Dr. Edward Bach, Gesammelte Werke, Von der Homöopathie zur Bach-Blütentherapie, Aquamarin-Verlag, Grafing, 5. Auflage 2003, ISBN 3-89427-242-2, S. 79).

Aspekt der Erleuchtungsebene:
Wir betreten den ersten Raum des inneren geistigen Lebens. Der individualisierte, durchgeistigte Mensch fasst ersten Mut, sich dem Seelisch-Göttlichen in sich zu nähern.

Zur Bewältigung der Erleuchtungsebene notwendige innere Arbeit:
Sich für hinreichend würdig und „rein" erachten, diesen Ort zu betreten. Tragfähige Reinigung von den Schleiern der materiell-geistigen Welt.

Weg in den Schatten:
Gefühle des „Nicht-würdig- sein", „nicht rein genug sein", „sündig sein" als eigene Entschuldigung nutzen, sich der Erleuchtung nicht zu öffnen.

Im Prozess der 7 Stufen zur Erleuchtung
repräsentiert *Crab Apple* das Wurzelchakra mit folgendem Thema:
Annahme der eigenen schmutzigen Ausscheidungen und Körperflüssigkeiten

Mutlosigkeit und Verzweiflung / Kronenchakra

2.Pine

„Für jene, die sich selbst Vorwürfe machen. Selbst wenn sie erfolgreich sind, denken sie, sie hätten es noch besser machen können und sind nie zufrieden mit ihren Bemühungen oder deren Resultaten. Sie arbeiten schwer und leiden sehr unter den Fehlern, die sie sich selbst einreden. Manchmal, wenn es einen Fehler gibt, den andere verschuldet haben, nehmen sie diesen sogar auf sich und fühlen sich verantwortlich."
(Dr. Edward Bach, Gesammelte Werke, Von der Homöopathie zur Bach-Blütentherapie, Aquamarin-Verlag, Grafing, 5. Auflage 2003, ISBN 3-89427-242-2, S. 77).

Aspekt der Erleuchtungsebene:
Streben nach zunehmender Meisterung der Wünsche und Begierden.
Zur Bewältigung der Erleuchtungsebene notwendige innere Arbeit:
Nutzung der bereits erlangten Erkenntnisfähigkeit, dabei Akzeptanz der noch bestehenden Unvollkommenheit.
Weg in den Schatten:
Selbstvorwürfe, Schuldgefühle als Entschuldigungsprinzip, ständiges Abwerten der eigenen Erkenntnisfähigkeit, stetige Unzufriedenheit mit sich selbst

Im Prozess der 7 Stufen zur Erleuchtung
repräsentiert *Pine* das Sexchakra mit folgenden Themen:
moralisch bedingte sexuelle Probleme, Schuld- und Schamgefühle

---

Mutlosigkeit und Verzweiflung / Kronenchakra

3.Larch

„Für jene, die sich selbst nicht für so gut oder fähig halten wie die Menschen ihrer Umgebung. Sie rechnen damit zu scheitern, haben das Gefühl, nie Erfolg zu erleben, und so wagen sie nicht einmal eine Anstrengung, die groß genug wäre, um ihnen Erfolg zu bringen."
(Dr. Edward Bach, Gesammelte Werke, Von der Homöopathie zur Bach-Blütentherapie, Aquamarin-Verlag, Grafing, 5. Auflage 2003, ISBN 3-89427-242-2, S. 77).

Aspekt der Erleuchtungsebene:
Wir betreten den Raum der Weisung und Belehrung. Wir erhalten Kenntnisse vom Aufbau der Schöpfung.
Zur Bewältigung der Erleuchtungsebene notwendige innere Arbeit:
Selbstbewusstes Vertrauen in die eigene Erkenntnisfähigkeit.
Weg in den Schatten:
Selbstzweifel

Im Prozess der 7 Stufen zur Erleuchtung
repräsentiert *Larch* das Nabelchakra mit folgenden Themen:
mangelndes Selbstvertrauen, Minderwertigkeitskomplexe

Mutlosigkeit und Verzweiflung / Kronenchakra

4. Elm

„Für jene, die gute Arbeit leisten, der Berufung ihres Lebens folgen und hoffen, etwas Wichtiges zu vollbringen, das möglichst zum Wohle der Menschheit sei. Es gibt Zeiten, wenn sie niedergeschlagen sind und das Gefühl haben, die Aufgabe, die sie sich aufbürdeten, sei zu schwer, und ihre Erfüllung übersteige die menschliche Kraft."
(Dr. Edward Bach, Gesammelte Werke, Von der Homöopathie zur Bach-Blütentherapie, Aquamarin-Verlag, Grafing, 5. Auflage 2003, ISBN 3-89427-242-2, S. 78).

Aspekt der Erleuchtungsebene:
Wir betreten das Reich des Lichtes des kosmischen Bewusstseins. Ziel ist der Sieg über die Kräfte der (geistig-seelischen) Finsternis durch den Aufgang der geistigen Sonne.
Zur Bewältigung der Erleuchtungsebene notwendige innere Arbeit:
Vor der Größe dieser Aufgabe nicht zurückschrecken. Sich dem Licht anvertrauen. Erkennen, dass die eigene Seele mithilfe des göttlichen Lichtes jegliche Finsternis durchdringen wird.
Weg in den Schatten:
Angst vor der eigenen Courage

Im Prozess der 7 Stufen zur Erleuchtung
repräsentiert *Elm* das Herzchakra mit folgendem Thema:
bedingungslose Liebe

Mutlosigkeit und Verzweiflung / Kronenchakra

5. Willow

„Für jene, die ein Missgeschick oder Unglück erlitten haben und dies schwer ohne Klagen und Verbitterung annehmen können, da sie das Leben vor allem nach dem Erfolg beurteilen, den es ihnen bringt. Sie haben das Gefühl, so schwere Prüfungen nicht verdient zu haben; sie meinen, es sei ihnen Unrecht widerfahren und werden verbittert. Oft zeigen sie weniger Interesse und sind weniger aktiv in Bezug auf jene Dinge, die ihnen früher Freude und Befriedigung gebracht haben."
(Dr. Edward Bach, Gesammelte Werke, Von der Homöopathie zur Bach-Blütentherapie, Aquamarin-Verlag, Grafing, 5. Auflage 2003, ISBN 3-89427-242-2, S. 78-79).

Aspekt der Erleuchtungsebene:
Wir betreten den Raum der Klänge und Laute.
Zur Bewältigung der Erleuchtungsebene notwendige innere Arbeit:
Erkennen, dass alle Farben, Formen, Klänge und Laute dazu dienen, die göttliche Dimension in der Schöpfung zu bezeugen. Klagen oder allein das Urteilen über Ereignisse des Lebensweges sind dagegen der Ausdruck des Nichterkennens der göttlichen Fügungen der Schöpfung.
Weg in den Schatten:
Urteilen und analysieren, mit dem Schicksal hadern, Weltentsagung

Im Prozess der 7 Stufen zur Erleuchtung
repräsentiert *Willow* das Halschakra mit folgendem Thema:
Selbstverantwortung

Mutlosigkeit und Verzweiflung / Kronenchakra

6. Sweet Chestnut

„Für jene Phasen, die manche Menschen zuweilen erleben, in denen die Seelenqual so groß ist, dass sie unerträglich scheint. Wenn man seelisch oder körperlich meint, bis zum Äußersten seiner Belastbarkeit geführt worden zu sein und jetzt glaubt, nachgeben, zusammenbrechen zu müssen. Wenn es den Anschein hat, dass man nicht anderes mehr als Zerstörung und Auslöschung gewärtigen könnte."
(Dr. Edward Bach, Gesammelte Werke, Von der Homöopathie zur Bach-Blütentherapie, Aquamarin-Verlag, Grafing, 5. Auflage 2003, ISBN 3-89427-242-2, S. 78).

„Der positive Aspekt von Sweet Chestnut ist bei jenen zu finden, die - obwohl ihre Seelenqual so groß ist, dass sie unerträglich scheint - ihren himmlischen Vater um Hilfe bitten können und ihre Hoffnung auf ihn werfen. Dann - so sagte Dr. Bach - wird der Hilfeschrei erhört, und das ist der Augenblick, in dem Wunder vollbracht werden."
(Philip M. Chancellor, Das Grosse Handbuch der Bach-Blüten, VPM Verlagsunion Pabel Moewig, Rastatt, ISBN 3-8118-1298-X, S.214)

Aspekt der Erleuchtungsebene:
Wir betreten den Raum des göttlichen Willens. Hier findet sich auch die Akasha-Chronik als verborgenes Zeugnis aller Ereignisse des geschaffenen Universums.
Zur Bewältigung der Erleuchtungsebene notwendige innere Arbeit:
Im Augenblick der Erkenntnis der unvorstellbaren Größe des Universums und im Augenblick des Erfassens aller Vergangenheit und Zukunft unter der eigenen Kleinheit nicht verzweifeln, sondern ruhen im Vertrauen auf die göttliche Kraft.
Weg in den Schatten:
Flucht in den seelischen und körperlichen Zusammenbruch

Im Prozess der 7 Stufen zur Erleuchtung
repräsentiert *Sweet Chestnut* das Stirnchakra mit folgenden Themen:
Innere Stärke, Gottvertrauen, Gotteserkenntnis, Selbstverantwortung, Fähigkeit zu bewusstem Leiden

---

Mutlosigkeit und Verzweiflung / Kronenchakra

7. Star of Bethlehem

> *„Für jene, die in großer Bedrängnis oder in Umständen sind, die sie sehr unglücklich machen. Der Schock einer schlimmen Nachricht, der Verlust eines lieben Menschen, der Schreck nach einem Unfall und ähnliche Zustände. Für jene, die sich eine Zeit lang gar nicht trösten lassen wollen, bringt dieses Heilmittel Erleichterung."*
> *(Dr. Edward Bach, Gesammelte Werke, Von der Homöopathie zur Bach-Blütentherapie, Aquamarin-Verlag, Grafing, 5. Auflage 2003, ISBN 3-89427-242-2, S. 78).*

Bach nannte dieses Heilmittel den „Tröster und Linderer von Schmerz und Kummer" und fügte es neben den Blüten *Impatiens, Clematis, Rock Rose* und *Cherry Plum* als fünfte und letzte Blüte seinem Kombinationspräparat *Rescue* hinzu.

Aspekt der Erleuchtungsebene:
Wir betreten den Raum göttlicher Gegenwart, das reine Gewahrsein.
Zur Bewältigung der Erleuchtungsebene notwendige innere Arbeit:
Aufgehen im göttlichen All-eins.
Weg in den Schatten:
an der eigenen Individualität haften, die Heimkehr verweigern

Im Prozess der 7 Stufen zur Erleuchtung
repräsentiert *Star of Bethlehem* das Kronenchakra mit folgenden Themen:
Überwindung der Illusion, Todesangst

Dienen – Helfen – Heilen
Die Bachblüten in der therapeutischen Praxis

„Suche nach dem herausragenden mentalen Konflikt im Patienten, gib ihm die Arznei, die ihm helfen wird, jenen bestimmten Fehler zu überwinden, und dazu allen Zuspruch und soviel Hoffnung, wie du aufbringen kannst, dann wird die Heilungskraft in ihm den Rest von selbst vollbringen."
(Dr. Edward Bach, Gesammelte Werke, Von der Homöopathie zur Bach-Blütentherapie,
Aquamarin-Verlag, Grafing, 5. Auflage 2003, ISBN 3-89427-242-2, S. 155).

In diesem Kapitel soll nun für die praktische Arbeit mit den Bachblüten ein therapeutischer Leitfaden entworfen werden. Zu Beginn wollen wir uns noch einmal die Heilungsschritte und das dazugehörige energetische Prinzip in Erinnerung rufen. Wir haben gelernt, dass alles, wogegen wir ankämpfen, sich durch die Energie verstärkt, die wir in diesen sinnlosen Kampf investieren. Heilung besteht darin, in bedingungsloser Liebe alles anzunehmen und zu akzeptieren, was, wie und wer wir sind, in dem Wissen und Vertrauen, die Kraft und höhere Macht in uns zu tragen, unser Leben verändern zu können. Dies ist der erste und wichtigste von den insgesamt vier Heilungsschritten:

1. **Erkennen und Akzeptieren** des Ist-Zustandes (sowohl geistige Fehler als auch körperliche Symptome erkennen, liebevoll annehmen und als „bereits vergangen" betrachten)
2. **Einnahme** der entsprechenden Blütenessenzen
3. **Reorientierung** (Rückverbindung mit dem Höheren Selbst, der inneren Führung, dem eigenen Lebensplan)
4. **Reharmonisierung** (Transformation der geistigen Fehler und negativen Seelenqualitäten durch Entwicklung der entsprechenden Tugenden)

Da das Ziel der Bachblüten-Therapie immer die ganzheitliche Heilung von Körper, Geist und Seele ist, müssen in der Diagnostik und Therapie stets alle drei Ebenen Berücksichtigung finden. Das oberste Gebot bei der Arbeit mit dem Patienten heißt: **Behandele den Patienten, nicht die Krankheit!**

„Behandele den Patienten nach seiner Stimmung, nach seinem Charakter, seiner Persönlichkeit, dann kannst du nichts falsch machen."
(Dr. Edward Bach, Gesammelte Werke, Von der Homöopathie zur Bach-Blütentherapie, Aquamarin-Verlag, Grafing, 5. Auflage 2003, ISBN 3-89427-242-2, S. 171).

Das Patientengespräch stellt stets eine individuelle Befragung des einzelnen Patienten dar, in einem geschützten Raum und ausgehend von seiner aktuellen körperlichen Symptomatik. Diese Herangehensweise deckt sich mit der von Bachs Assistentin *Nora Weeks* beschriebenen Vorgehensweise.

Grundsatz:
Zur Auswahl der Blüten ist stets die individuelle und sorgfältige Wahrnehmung und Befragung des einzelnen Menschen erforderlich. Eine Diagnostik der Blüten über Fragebögen oder standardisierte Listen ist nicht ausreichend.

„Wir haben keine Standardliste von Fragen an den Patienten. Wir haben vielmehr das Gefühl, es sei besser, jeden Patienten als Individuum zu behandeln und damit auf eine Weise, die sich bei jedem einzelnen unterscheidet. [...]"
(Philip M. Chancellor, Das Grosse Handbuch der Bach-Blüten, VPM Verlagsunion Pabel Moewig, Rastatt, ISBN 3-8118-1298-X, S. 17)

1. Schritt:
Schaffe einen geschützten Raum, in dem das Gespräch die notwendige Tiefe und Offenheit erreichen kann.

„[...] Den Patienten mit einer Atmosphäre von Gesundheit und Licht zu umgeben, wird seine Genesung fördern. [...]"
(Dr. Edward Bach, Gesammelte Werke, Von der Homöopathie zur Bach-Blütentherapie, Aquamarin-Verlag, Grafing, 5. Auflage 2003, ISBN 3-89427-242-2, S. 171).

„Am wichtigsten ist, daß der Patient sich wohl fühlt und entspannt. [...] Vermittle ihm die Sicherheit, daß er absolut vertrauensvoll über sich selbst mit dir sprechen kann. [...]"
(Philip M. Chancellor, Das Grosse Handbuch der Bach-Blüten, VPM Verlagsunion Pabel Moewig, Rastatt, ISBN 3-8118-1298-X, S.17)

2. Schritt:

Kläre gleich zu Beginn die spirituelle Dimension des Leidenszustandes, in der der Patient sich gerade befindet.

Einerseits gehört Unvollkommenheit unvermeidbar zu unserem Leben als Mensch, andererseits besitzen wir als göttliche Wesen alle Fähigkeiten, um die Krankheitszustände zu überwinden.

> *„Laß ihn die ganze Zeit wissen und spüren, dass er ein guter Mensch ist, und dass er nicht der einzige auf der Welt ist, der ein solches Problem hat. Versichere ihm allen Ernstes, dass seine Schwierigkeiten nur vorübergehend sind, und daß seine Ängste sich manifestieren, weil er dabei ist, den großen Mut zu entwickeln, der schon in ihm steckt - denn Angst ist schließlich nichts anderes als eine Mutprobe. [...]*
> *Dr. Bach pflegte uns zu ermahnen: „Sagt ihnen, dass sie großartig sind! Hebt ihre positiven Eigenschaften hervor! Fordert sie auf, sich auf sie zu besinnen und zu konzentrieren!" [...]"*
> *(Philip M. Chancellor, Das Grosse Handbuch der Bach-Blüten, VPM Verlagsunion Pabel Moewig, Rastatt, ISBN 3-8118-1298-X, S.17- S.18)*

3. Schritt:

Einstieg über die Symptomatik der körperlichen Ebene.

Im ersten Schritt der Therapie wird damit begonnen, die körperlich-manifestierten Symptome des Patienten und seine Reaktion darauf zu erfassen, da in den meisten Fällen erst die körperlichen Beschwerden und Schmerzen beim Patienten ein Krankheitsgefühl und einen ausreichenden Leidensdruck bzw. eine Motivation erzeugen, ärztliche und therapeutische Hilfe in Anspruch zu nehmen.

> *„Nun möchtest du das Gespräch etwa folgendermaßen beginnen: „Da Sie vielleicht nicht sehr viel über die Bach-Blütenheilmittel wissen, erzählen Sie mir bitte zuerst etwas über Ihre körperlichen Beschwerden; danach werde ich Ihnen einige Fragen über Sie stellen." Denke immer daran, dass der kluge Arzt oder Praktiker ein guter Zuhörer ist! [...] Indem der Patient uns seine körperlichen Beschwerden schildert, verrät er sehr viel mehr über sich selbst, und das sind die Informationen, die wir suchen. [...] Auch die Art und Weise, wie der Patient spricht, verrät so manches. [...] Beobachte auch die Bewegungen und Gestik deines Gegenübers: [...] Stelle hin und wieder ein paar Fragen. [...]"*
> *(Philip M. Chancellor, Das Grosse Handbuch der Bach-Blüten, VPM Verlagsunion Pabel Moewig, Rastatt, ISBN 3-8118-1298-X, S.17- S.18-19)*

4. Schritt:

Analyse der geistigen Ebene.

Im vierten Schritt können nun die körperlichen Symptome den entsprechenden Blüten in den 7 Hauptgruppen und Aspekten der Chakra-Ebenen zugeordnet werden. Diese Zuordnung ermöglicht erste Rückschlüsse einerseits auf die energetische Situation des Patienten und anderseits zeigt sie bereits die geistig-seelische Dimension. Zudem ermöglicht die Zuordnung der einzelnen körperlichen Störungen zu den Blüten wertvolle Hinweise auf die Störungen im Gemütszustand der Patienten.

> *„[...] Zugleich wird auf die Irrtümer des Patienten hingewiesen, die festzustellen Aufgabe der Diagnose ist, und er soll Hilfe und Zuspruch erhalten, um sie zu über-winden. [...]"*
> (Dr. Edward Bach, Gesammelte Werke, Von der Homöopathie zur Bach-Blütentherapie, Aquamarin-Verlag, Grafing, 5. Auflage 2003, ISBN 3-89427-242-2, S. 171).

> *„[...] Weise deinen Patienten darauf hin, dass negative Gedanken seinen Organis-mus vergiften und Krankheit und Unglückseligkeit nach sich ziehen, und dass solche Gedanken mit Gewissheit die Wirksamkeit jeder Behandlung beeinträchtigen. [...]"*
> (Philip M. Chancellor, Das Grosse Handbuch der Bach-Blüten, VPM Verlagsunion Pabel Moewig, Rastatt, ISBN 3-8118-1298-X, S.17- S.19)

Das Ziel besteht darin, gemeinsam mit dem Patienten die geistigen Fehler aufzudecken, die die Ursache der körperlichen Symptomatik bilden. An dieser Stelle gilt es also, dem Patienten seine Untugenden (*Kleshas*) bewusst zu machen. So lassen sich auf dieser Ebene die entsprechenden Helferblüten zuordnen, die dem Patienten helfen können, seine geistigen Untugenden in Tugenden zu verwandeln.

5. Schritt:

Bearbeitung der seelischen Ebene.

Im letzten Schritt schauen wir auf die seelische Konstitution des Patienten, in ihrer jeweiligen individuellen Zusammensetzung und Ausprägung. Unter Berück-sichtigung seiner astrologischen Konstellation erhalten wir Kenntnis über den Persönlichkeitstyp des Patienten, sein Ziel und seine Arbeit in diesem Leben und die Heilerblüten, die ihn bei dieser Arbeit unterstützen können. Jetzt geht es also darum herauszufinden, welche der 12 Seelenzustände der Patient nicht konstruktiv weiterentwickelt und so die Ausbildung der Schattenseiten der Seelenqualität zugelassen hat.

> *„Bei der Behandlung ist es wesentlich, die Typ-Zugehörigkeit des Einzelnen zu ermitteln sowie die Tugend, die zu vervollkommnen er sich bemüht. [...] Damit beurteilen wir nur die Fehler und Irrtümer und widrigen Umstände des Patienten als Anzeichen für das Gute, das er sich zu entfalten bemüht. Im Gegensatz hierzu müssen wir gewissenhaft das Positive suchen: Jede Tugend, besonders eine vorherrschende Eigenschaft, herausfinden, die unser Patient zeigt, wenn es ihm gut geht, und ihm die Arznei geben, die jene Tugend so verstärkt, dass sie seine Fehler aus seinem Wesen schwemmt.“*
> *(Dr. Edward Bach, Gesammelte Werke, Von der Homöopathie zur Bach-Blütentherapie, Aquamarin-Verlag, Grafing, 5. Auflage 2003, ISBN 3-89427-242-2, S. 242).*

Bach betont weiter sehr eindrücklich, dass Eigenverantwortung und Compliance des Patienten für den Therapieprozess von zentraler Bedeutung sind:

> *„Für die Patienten wird es notwendig sein, dass sie darauf vorbereitet sind, der Wahrheit ins Auge zu sehen, dass Krankheit einzig und allein auf Fehler in ihnen selbst zurückzuführen ist, [...]. Sie werden das innere Verlangen besitzen müssen, diese Fehler zu berichtigen, ein besseres und nützlicheres Leben zu führen und zu erkennen, dass Heilung von ihren eigenen Bemühungen abhängig ist, [...]Bei der korrekten Behandlung darf nichts Verwendung finden, das dem Patienten seine Eigenverantwortlichkeit abnimmt, [...].“*
> *(Dr. Edward Bach, Gesammelte Werke, Von der Homöopathie zur Bach-Blütentherapie, Aquamarin-Verlag, Grafing, 5. Auflage 2003, ISBN 3-89427-242-2, S. 178-179).*

> *„Der Patient von morgen muss verstehen, dass er, und nur er allein, sich Entlastung vom Leid verschaffen kann, auch wenn er Rat und Hilfe von älteren Geschwistern erhalten mag, die ihm bei seinem Bemühen zur Seite stehen.“*
> *(Dr. Edward Bach, Gesammelte Werke, Von der Homöopathie zur Bach-Blütentherapie, Aquamarin-Verlag, Grafing, 5. Auflage 2003, ISBN 3-89427-242-2, S. 172).*

> *„Das also wirst du mit deinen Patienten in Angriff nehmen, du brauchst dazu aber seine Kooperation. Denn nur so wirken die Bach-Blütenheilmittel. [...]“*
> *(Philip M. Chancellor, Das Grosse Handbuch der Bach-Blüten, VPM Verlagsunion Pabel Moewig, Rastatt, ISBN 3-8118-1298-X, S.17- S.20)*

Therapeutische Herangehensweise

In Abhängigkeit vom Chronifizierungszustand der Krankheit ergibt sich ein abgestuftes Vorgehen:

Findet sich lediglich eine Störung auf der **Seelenebene** im Sinne einer Entwicklung der Schattenseite der Seelenqualität, ohne, dass eine aktuelle Thematik auf der geistigen Ebene eruierbar oder eine körperlich verfestigte Symptomatik zu finden wäre, so geben wir lediglich die entsprechende Heilerblüte. Eine solche Konstellation findet sich verständlicherweise jedoch selten.

Lässt sich im Gespräch eine aktuelle Thematik auf der **geistigen Ebene** finden, also ein geistiger Fehler, der nicht erkannt worden ist, so geben wir die zugehörige Helferblüte, zusätzlich als Ergänzung die gemäß der Chakraeinteilung zugehörige thematische Heilerblüte.

In den meisten Fällen sucht uns der Patient erst in dem Stadium der **körperlichen Manifestation** des Krankheitsgeschehens auf. In diesem Falle werden zunächst die passenden Dienerblüten gewählt und diese dann durch die gemäß der Chakraeinteilung stimmigen Helfer- und Heilerblüten ergänzt.

Die Gabe der Erlöserblüten ist Zuständen eines unmittelbar bevorstehenden **Schwellenübertritts** im Sinne eines Erkenntnissprunges vorbehalten.

Besonderheit *Rescue*

Rescue umfasst eine von Edward Bach genau festgelegte Blütenmischung:

Impatiens
Rock Rose
Clematis
Cherry Plum
Star of Bethlehem

Rescue wird bei Zuständen eingesetzt, die einen „kleinen Schwellenübertritt" darstellen, also bei traumatischen Ereignissen des Alltags, die zu einem deutlichen Entwicklungsschritt, einer inneren Reifung führen sollten. Sitzt der Schreck so tief, dass aus der Starre heraus die Weiterentwicklung nicht stattfinden kann, so löst *Rescue* diese Schock-Starre auf, und der Reifungsschritt wird möglich.

Beachte:
Eine derartige Starre aufzulösen, hat stets Vorrang vor weiterer Blütengabe!

Aus diesem Grunde rät Bach, im Rahmen des Gesprächs mit dem Patienten gezielt nach Schockerlebnissen zu fragen:

> *„[...] Wie lange haben Sie schon dieses Problem? Steht es vielleicht in Zusammenhang mit einem körperlichen oder emotionalem Schock-Erlebnis (Star of Bethlehem)? [...]"*
> (Philip M. Chancellor, Das Grosse Handbuch der Bach-Blüten, VPM Verlagsunion Pabel Moewig, Rastatt, ISBN 3-8118-1298-X, S.17- S.19)

Besonderheit *Bachblüten bei Kindern*

Wir hatten bereits an früherer Stelle ausgeführt, dass der Mensch sich auf seinem Lebensweg vom Kind hin zur/ zum Weisen Alten entwickelt. Die Kindheit stellt also eine normale Entwicklungsphase im Leben eines jeden Menschen dar und kann somit entsprechend der bisher dargestellten Grundsätze des Bachblütensystems durch Blütengaben begleitet werden.
Einige Aspekte bedürfen dabei der Beachtung:

- Je jünger die Kinder sind, umso näher sind sie noch der seelischen Dimension. Die Inkarnation, also der Eintritt des seelischen Individuums hinein ins Körperliche, vollzieht sich vollständig erst schrittweise in den ersten Lebensjahren. Infolgedessen sind gerade die jüngeren Kinder im ersten Lebensjahrsiebt noch sehr empfindsam und sensitiv und zeigen eine deutliche Bindung ans Seelische. In dieser Lebensphase spielen daher Heilerblüten eine besondere Rolle.

- Mit zunehmender Reife wendet sich das wachsende Kind mehr der Außenwelt zu und beginnt, seine geistigen Kräfte in der Auseinandersetzung mit der Welt auszubilden. In dieser Phase, die ab dem Schulalter beginnt, sind nun insbesondere Helferblüten zur Unterstützung der Ausbildung der geistigen Tugenden hilfreich.

- Die Verfestigung der Pathologie hinein in die körperliche Ebene wäre eigentlich erst in späterem Lebensalter zu erwarten. Interessanterweise finden sich entsprechende Konstellationen jedoch immer wieder auch bei noch kleinen Kindern. Zum einen ist hier an die Entwicklungen unserer modernen Zeit zu erinnern. Die Kinder erhalten in unseren Schul- und Gesellschaftssystemen immer weniger Raum und Zeit, sich physiologisch zu entwickeln. Stattdessen werden insbesondere die geistigen Anforderungen immer weiter in die frühen Kindheitsphasen vorverlagert. Im Ergebnis finden wir mehr und mehr Kinder, die bereits verfestigte, chronifizierte Krankheitsbilder auf der Körperebene bieten, die noch vor Jahren unbekannt waren oder aber eher im Erwachsenenalter auftraten. Weiter ist zu bedenken, dass auch Problematiken früherer Inkarnationen in das aktuelle Leben fortgetragen sein können und es aus diesem Grunde bereits in frühester Kindheit verfestigte Beschwerdebilder der Körperebene geben kann.

- Gemäß dem Entwicklungsweg durch die Chakras finden sich typische kindliche Krankheitsbilder vermehrt in den unteren Chakras.

Zusammenfassend lässt sich festhalten, dass die Behandlung mit Bachblüten bei Kindern den gleichen Prinzipien folgt, wie die Behandlung Erwachsener. Entsprechend der Besonderheit der Entwicklungsphase sind jedoch alterstypische Themen zu erwarten. Aus diesen resultiert die schwerpunktmäßige Gabe bestimmter Blüten oder Blütengruppen. Dies sollte jedoch nicht zu einer unkritischen Gabe gewohnheitsmäßiger Blütenkombinationen für bestimmte kindliche Beschwerden führen. Jedes Kind ist als Individuum differenziert wahrzunehmen und benötigt individuelle Blüten entsprechend seines ureigenen Lebensweges.

Wirkung, Herstellung, Anwendung und Dosierung

1. Wirkungsweise der Bachblüten

Edward Bach hat stets deutlich gemacht, dass die Wirkung der Bachblüten eine *feinstoffliche* ist. Damit stehen die Bachblüten konzeptionell betrachtet eher in einer gewissen Nähe zur Homöopathie als zur Phytotherapie. Allerdings ist festzustellen, dass die Herstellung der Blüten nicht mit Potenzierungsverfahren erfolgt, wie es für Homöopathika notwendig wäre. Die Auszugsverfahren stehen nun wiederum in einer gewissen Nähe zur Herstellung phytotherapeutischer Präparate. Insgesamt besitzen die Bachblüten also Aspekte sowohl der Homöopathie als auch der Phytotherapie. In ihren Anwendungsprinzipen stellen sie jedoch - wie oben dargestellt - ein ganz eigenes System dar, welches bis in die spirituelle Dimension des Menschen reicht.

> *„Die Wirkung dieser Arzneien besteht darin, dass sie unsere Schwingungen anheben und unsere Gefäße für die Aufnahme unseres geistigen Selbst öffnen, dass sie unser Wesen mit der bestimmten Tugend erfüllen, derer wir bedürfen, und den Fehler hinauswaschen, der Schaden und Leid verursacht. [...]"*
> (Dr. Edward Bach, Gesammelte Werke, Von der Homöopathie zur Bach-Blütentherapie, Aquamarin-Verlag, Grafing, 5. Auflage 2003, ISBN 3-89427-242-2, S. 171).

Um die Wirkungsweise der Bachblüten genauer zu verstehen, muss man sich ihre Stellung innerhalb der Arzneimittel aus dem Pflanzenreich bewusst machen. Bach führt dazu folgendes aus:

> *„In der Wahl der rechten Arznei müssen wir deren Entwicklungsstand in Bezug auf den Menschen in Betracht ziehen. [...] Von den Pflanzen gibt es drei Typen. [...] es gibt ... eine ... Gruppe, die in ihrem Entwicklungsstand entsprechend hoch oder höher ist als der durchschnittliche Mensch. [...] Die ... Gruppe ... besitzt die Kraft, unsere Schwingungen anzuheben und damit geistige Kraft herabzuziehen, die Gemüt und Körper reinigt und heilt."*
> (Dr. Edward Bach, Gesammelte Werke, Von der Homöopathie zur Bach-Blütentherapie, Aquamarin-Verlag, Grafing, 5. Auflage 2003, ISBN 3-89427-242-2, S. 228-229).

2. Herstellungsmethoden der Bachblütenessenzen

In einem ersten Versuch, die Information der Pflanze zu gewinnen, hatte Bach zunächst die Tautropfen von den betreffenden Blüten genommen. Da die Menge jedoch nicht ausreichte, wählte er folgende Methode, um die in der Pflanze verborgene Schwingung auf Wasser zu übertragen. Er nannte sie die *Sonnenmethode*:

> *„Eine Schale aus dünnem Glas wird fast gefüllt mit dem reinsten Wasser, das erhältlich ist, nach Möglichkeiten aus einer nahegelegenen Quelle. Die Blüten der Pflanzen werden gepflückt und sofort auf die Wasseroberfläche gelegt, bis diese bedeckt ist. Dann wird die Schale drei bis vier Stunden im strahlenden Sonnenschein gelassen - oder kürzer, wenn die Blüten zu welken anfangen. Dann werden die Blüten vorsichtig vom Wasser abgehoben und dieses in Flaschen gegossen, die halb gefüllt werden. Dann werden die Flaschen mit Weinbrand aufgefüllt, um das Heilmittel zu schützen. Diese Flaschen sind nun Vorratsflaschen; ihr Inhalt ist nicht zur unmittelbaren Einnahme bestimmt. [...]"*
> (Dr. Edward Bach, Gesammelte Werke, Von der Homöopathie zur Bach-Blütentherapie, Aquamarin-Verlag, Grafing, 5. Auflage 2003, ISBN 3-89427-242-2, S. 83).

Die Sonnenmethode entspricht im Prinzip einem Kaltauszug (Mazeration), welcher auch bei der Herstellung von Phytotherapeutika Verwendung findet. Besonders hitzeempfindliche oder gut wasserlösliche Wirkstoffe werden dabei sehr schonend in kaltem Wasser gelöst. Hierzu werden die Pflanzen mindestens 30 Minuten lang eingeweicht. Es muss bedacht werden, dass gegebenenfalls in den Pflanzen enthaltene Keime durch die kalte Zubereitung nicht abgetötet werden. Die Alkoholzugabe führt jedoch zu einem letztlich sicheren Blütenmittel. Die Sonnenmethode nutzte Bach für alle 12 Heilerblüten und alle 7 Helferblüten aus der ersten Serie.

Die 19 Heilmittel der zweiten Serie stellte er (bis auf *White Chestnut*) mit der *Kochmethode* her.

> *„Die übrigen Heilmittel werden durch Kochen, wie folgt, gewonnen: Das Material (wie im Folgenden angegeben) wird eine halbe Stunde in reinem, sauberen Wasser gekocht. Danach wird die Flüssigkeit abgeseiht, in Flaschen bis zur Hälfte gefüllt, die nach Erkalten des Inhalts mit Weinbrand aufgefüllt werden zur Konservierung. Chestnut Bud: Für dieses Heilmittel werden die (Blatt-)Knospen vom weißblühenden Kastanienbaum gesammelt, kurz bevor sie sich öffnen und die Blätter*

freigeben. Bei den anderen sollen Blüte zusammen mit kleinen Stückchen von Stamm und Stiel und, wenn vorhanden, jungen frischen Blättern verwendet werden. [...]"

(Dr. Edward Bach, Gesammelte Werke, Von der Homöopathie zur Bach-Blütentherapie, Aquamarin-Verlag, Grafing, 5. Auflage 2003, ISBN 3-89427-242-2, S. 84).

Die Kochmethode entspricht einer Abkochung (Dekokt), welche ebenfalls in der Phytotherapie verwendet wird. Bei wenigen Pflanzen und den meisten Wurzeln, Rinden und Hölzern sind die Wirkstoffe aufgrund der Härte des Pflanzenmaterials besonders schwer herauszulösen. In diesen Fällen wird das Pflanzenmaterial etwa 10 bis 15 Minuten lang gekocht und danach abgeseiht.

3. Anwendung und Dosierung

Die Bachblüten-Heilmittel werden in den überwiegenden Fällen tropfenweise oral eingenommen. Dafür werden entsprechende Gebrauchsflaschen hergestellt. In der Regel finden 20 ml- oder 30 ml-Pipetten-Fläschchen aus dunklem Glas Verwendung, in die 2-3 Tropfen aus der Vorratsflasche zusammen mit Wasser und etwas Alkohol zur Konservierung gemischt werden.

> *„[...] Man nehme ungefähr zwei Tropfen aus der Vorratsflasche und gebe sie in ein kleines Fläschchen, das fast ganz mit Wasser gefüllt wurde. Falls es notwendig ist, dass dieses einige Zeit halten sollte, kann man ein klein wenig Weinbrand als Konservierungsmittel hinzufügen. [...]*
> *Dieses Fläschchen nun verwendet man zum Einnehmen; aber nur wenige Tropfen daraus - in ein wenig Wasser, Milch oder ein anderes Getränk gegeben - sind notwendig pro Dosis, mehr nicht. [...]"*
> (Dr. Edward Bach, Gesammelte Werke, Von der Homöopathie zur Bach-Blütentherapie, Aquamarin-Verlag, Grafing, 5. Auflage 2003, ISBN 3-89427-242-2, S. 82).

Es ist zu beachten, dass Edward Bach ausdrücklich empfiehlt, die Tropfen in einem Getränk einzunehmen. Auch Milch wird dabei explizit erwähnt. Dies steht im Gegensatz zu häufigen Darstellungen moderner Autoren, in denen die unmittelbare Einnahme der Tropfen aus der Gebrauchsflasche empfohlen wird.

Bei der Einnahme der Bachblüten-Mittel sind gemäß der Darstellung von Dr. Bach keine Überdosierungen zu erwarten. Er bezieht sich mit dieser Bewertung auf die gewünschte heilerische Kompetenz der Blüten. Es kann also der Heilimpuls der Blüte im Organismus keine schädigende Wirkung entfalten. Davon unabhängig ist die zumindest theoretische Möglichkeit, dass allergische Reaktionen auf Blütenmischungen auftreten können. Aufgrund der Herstellungsmethode sind nicht nur energetische, stofflich ungebundene Wirkungen, sondern auch stoffliche Wirkungen gegeben. Damit sind allergische Reaktionen nicht auszuschließen.

„Da alle diese Heilmittel rein und unschädlich sind, besteht keine Gefahr, sie zu häufig oder zu viel zu verabreichen, wenngleich nur die kleinsten Mengen als Dosis notwendig sind. Weiterhin kann keines der Heilmittel Schaden anrichten, sollte sich herausstellen, dass es nicht das für den jeweiligen Fall richtige ist. [...]“
(Dr. Edward Bach, Gesammelte Werke, Von der Homöopathie zur Bach-Blütentherapie, Aquamarin-Verlag, Grafing, 5. Auflage 2003, ISBN 3-89427-242-2, S. 82).

Die Einnahmeintensität ist abhängig von der Akutheit bzw. Chronifizierung des Zustandes. Dabei ist zu beachten, dass keine starre Dosierungsanleitung befolgt werden soll, sondern der Patient eher bedarfsweise dosiert, also intuitiv die notwendigen Einnahmeintervalle erspürt.

„In dringenden Fällen kann man die Dosen alle paar Minuten geben, bis eine Besserung eintritt; in ernsten Fällen ungefähr halbstündlich, und bei lange bestehenden Krankheiten alle zwei bis drei Stunden, oder häufiger oder weniger häufig, wie der Patient es für notwendig hält. [...]“
(Dr. Edward Bach, Gesammelte Werke, Von der Homöopathie zur Bach-Blütentherapie, Aquamarin-Verlag, Grafing, 5. Auflage 2003, ISBN 3-89427-242-2, S. 82).

Zusätzlich zur oralen Indikation ist es auch möglich, Umschläge, Bäder oder Abreibungen zu verabreichen.

„Bei Schmerzen, Steifigkeit, Entzündungen oder jeglichen örtlichen Beschwerden sollte zusätzlich eine Lotion verwendet werden. Man nehme einige Tropfen aus der Einnahmeflasche in eine Schale Wasser und tränke damit ein Stück Tuch, mit dem man die betroffene Stelle bedeckt; [...] Ein Bad oder eine Abreibung mit einem Schwamm und Wasser, in das einige Tropfen der Heilmittel gegeben wurden, kann sich als nützlich erweisen.“
(Dr. Edward Bach, Gesammelte Werke, Von der Homöopathie zur Bach-Blütentherapie, Aquamarin-Verlag, Grafing, 5. Auflage 2003, ISBN 3-89427-242-2, S. 82).

Nachwort
Bachblüten aus ärztlicher Sicht

Bemerkenswert sind zunächst zwei Tatsachen, die wir an den Beginn unserer Betrachtung stellen wollen:

1. *Der Entdecker der Bachblüten, Edward Bach, war Arzt.*

2. *Von Beginn ihrer Entdeckung an wurden die Bachblüten von den Vertretern der etablierten Medizin abgelehnt.*

Edward Bach war nicht irgendein Quacksalber. Er war vielmehr ein gründlich ausgebildeter Mediziner, der lange vor seiner Beschäftigung mit den Bachblüten als klinischer Bakteriologe tätig und aufgrund seiner Forschungen und zahlreichen Veröffentlichungen in der wissenschaftlichen Welt respektiert war. Er war also zunächst einmal ein bodenständiger Naturwissenschaftler. Darüber hinaus war Edward Bach jedoch auch ein sehr um seine Patienten bemühter Arzt. Es reichte ihm nie, leblose Forschung in seinem Labor zu betreiben, sondern es ging ihm stets um die praktische Anwendung seines Wissens. Bach wollte heilen. Sorgfältig beobachtete er die Leiden, welche ihm seine Patienten präsentierten, und begann damit, sich Gedanken über Zusammenhänge der Beschwerdebilder zu machen. Er versuchte, das täglich beobachtete Leiden zu klassifizieren, zu ordnen, zu begreifen. Auch hier war er wieder ganz der Wissenschaftler. Er führte Aufzeichnungen, legte seine Erkenntnisse in Schriftform nieder und veröffentlichte neue Ergebnisse zügig, um sie der Wissenschaftsgemeinschaft zugänglich zu machen.

Bach fiel auf, das es recht gut abgrenzbare Patientengruppen gab, die jeweils mit einer bestimmten Grundproblematik beschwert waren. Und er stellte fest, dass sich diese bestimmte Grundproblematik mit zunehmender Dauer des Krankheitsgeschehens weiterentwickelte, chronisch wurde und die Chronifizierung bestimmte typische Ausdrucksformen annahm. Eine solche Beobachtung ist weder ungewöhnlich noch unseriös. Ganz im Gegenteil kennt jeder Arzt diese Form der Wahrnehmung und der sich daraus ableitenden ärztlichen Kunst, die seit alters her darum bemüht ist, vom letztlichen Symptom auf die zugrunde liegende Störung zu schließen, um diese dann zu beheben.

Nachwort

Was also führte dazu, dass die Blütentherapie des Edward Bach von seinen ärztlichen Kollegen abgelehnt wurde?

Bach beschrieb nicht nur körperliche Symptome, sondern fand ihre Beziehung zu Störungen und Auffälligkeiten der Gemütsverfassung. Und damit nicht genug. Bach postulierte, dass jegliches körperliche Leiden letztlich seine Ursache in Störungen auf der geistig-seelischen Ebene habe und daher auch nur dort - also durch eine Behandlung der geistigen bzw. der seelischen Ebene - zu heilen sei.

Im England des beginnenden 20. Jahrhunderts fußte die etablierte Medizin auf den wieg- und messbaren Erkenntnissen der Naturwissenschaften. Der Körper wurde primär begriffen als Maschine, seine Krankheiten als fast mechanistische Störungen eines materiellen Ursache-Wirkungsgefüges. Die Wahrnehmung einer geistigen und einer seelischen Dimension des Menschen war zwar vorhanden, wurde jedoch nicht als relevante Thematik im ärztlichen Handeln gesehen, sondern in den Bereich der Religion verwiesen. Das Charakteristikum der europäischen Medizin der Neuzeit ist genau diese Trennung des naturwissenschaftlich-körperlichen Aspektes des Menschen vom geistig-seelischen. Erst in den Entwicklungen der vergangenen Jahrzehnte hat unsere „moderne" westliche Medizin sich einen neuen Zugang auch zur geistig-seelischen Dimension des Menschen und zu den Anteilen, die das geistig-seelische am Krankheitsprozess besitzt, erworben. Heute bestreitet kein Mediziner mehr die bestehende Wechselwirkung zwischen Körper und Geist, welche letztlich im Begriff der *Psychosomatik* Eingang auch in die etablierte Schulmedizin gefunden hat und tatsächlich gibt es sogar seit einigen Jahren in anerkannten psychiatrischen Einrichtungen erste ernsthafte Bemühungen, auch die spirituelle Dimension der Krankheit in den Therapiekonzepten abzubilden.

So erfreulich diese Entwicklung ist, so bedauerlich ist sie auch. Letztlich ist sie nur deshalb notwendig geworden, weil in unserem Kulturkreis das Wissen um die Ganzheitlichkeit des Menschen und um die Bedeutung von Körper, Geist und Seele im Krankheitsprozess nahezu vollständig verloren gegangen war. Ursächlich dürfte hier in erster Linie die fast vollkommene Unterbrechung der Weitergabe ganzheitlichen Wissens in der Phase des Mittelalters gewesen sein. Auch in unserer Kultur war die Tätigkeit des Heilens ursprünglich eine ganzheitliche und die Heiler des Altertums besaßen nicht nur ein erstaunliches Wissen von Heilkräutern,

Operationstechniken oder der Ernährung – allesamt Behandlungsansätze, die eher die körperliche Ebene betreffen. Zusätzlich waren sie ausgebildet in Philosophie, Astrologie, Theologie und weiteren Gebieten, die alle der geistig-seelischen Dimension des Menschen zugeordnet werden können. Es bestand damals kein Zweifel, dass die geistige und seelische Ebene des Menschen in gleicher Weise Beachtung finden müsse wie die körperliche, wenn Krankheiten behandelt und Gesundheit wieder hergestellt werden sollen. Doch diese grundlegenden Überzeugungen starben. Die religiösen Verirrungen der Inquisition führten zu einer massenhaften Vernichtung ganzheitlichen Wissens, indem gerade die Menschen dem Morden zum Opfer fielen, die ganzheitliche heilerische Traditionen und Lehren teils über Generationen gehütet und weitergegeben hatten. Nachfolgend entwickelte sich eine strenge Trennung der Zuständigkeiten. Das Seelische lag nun ausschließlich in der Zuständigkeit der Kirche. Das Geistige war vom Spirituellen getrennt worden und wurde nun Gegenstand der Psychologie und akademischer Philosophie. Den Medizinern blieb das Körperliche, welches mit Begeisterung den Regeln der aufstrebenden Naturwissenschaft unterworfen wurde. Die Folgen dieser Trennung können wir in den akademischen Strukturen unserer europäischen Wissenschaft bis heute verfolgen.

In anderen Kulturkreisen hat ein solcher historischer Einschnitt nicht stattgefunden und medizinisches Wissen konnte sich in seiner Zusammengehörigkeit des Körperlichen, Geistigen und Seelischen nicht nur erhalten, sondern stetig weiter entwickeln. Wichtigstes Beispiel stellt die Indische Medizin dar. Aus der kulturhistorischen Forschung wissen wir heute, dass die schriftliche Überlieferung des Ayurveda bereits in der frühen rigvedischen Zeit ab 6000 v. Chr., das heißt vor 8000 Jahren begann. Die Veden sind vermutlich die derzeit ältesten Schriften der Erde. Sie gehen zurück auf den Beginn der indischen Zivilisation. Es wird angenommen, dass die Veden zunächst für viele tausend Jahre nur mündlich überliefert wurden, bevor sie schriftlich niedergelegt wurden. Die im Ayurveda beschriebenen grundlegenden Gesetzmäßigkeiten von Gesundheit und Krankheit gelten bis heute und bilden unverändert die Basis für die ganzheitliche Behandlung des erkrankten Menschen. Im *Ayurveda* gibt es keine Trennung von Philosophie und Naturwissenschaft. Vielmehr werden übergreifende, grundlegende Prinzipien des Kosmos in ihrer Allgemeingültigkeit zur Basis von Diagnostik, Therapie und Pharmakologie. Ergänzend zu den Veden bilden die *Darsanas*, spirituelle und wissenschaftliche Auslegungen der Welt mit ihren Erscheinungen, die Grundlage für den Ayurveda. Im Ayurveda sind Naturwissenschaft und Philosophie lediglich zwei Seiten derselben Sache. Die Trennung von Naturwissenschaft und Philosophie, wie sie bei uns im Westen besteht, wurde im Ayurveda nie vollzogen. Philosophische und spirituelle Erkenntnisse werden direkt in Beziehung gesetzt zu naturwissenschaftlichen Modellen und Vorstellungen. Ayurveda betrachtet den Menschen dabei als Mikrokosmos, der den gleichen Kräften und Gesetzen unterliegt, wie der Makrokosmos. Alles in der Natur besteht aus den gleichen Bausteinen, die in einem balancierten Gleichgewicht vorliegen müssen, wenn Harmonie bestehen soll. Ein Zuviel oder Zuwenig einer bestimmten Seite führt immer zu Krankheit und Zerstörung. So lautet die wichtigste Regel im Ayurveda, stets für einen Ausgleich der wirkenden Kräfte zu sorgen.

Die ayurvedische Medizin ist zwar schon tausende von Jahren alt, sie ist dennoch hochaktuell und erstaunlich modern. Sie basiert auf Grundannahmen, wie wir sie heute im Bereich der Systemtheorie diskutieren. Kurz zusammengefasst besagt diese Theorie, dass alles im Universum Eins ist, miteinander in ständiger Wechselwirkung steht und voneinander abhängig ist. Das einheitliche Feld entspricht spirituell betrachtet der Vorstellung einer alles durchdringenden göttlichen Kraft. Diese göttliche Kraft ist immateriell, liegt allem Materiellen zugrunde und steuert einen ununterbrochen ablaufenden Prozess der Transformation im Universum. Alles unterliegt ständiger Veränderung, es herrscht ein kontinuierliches Wachsen und Vergehen - die Rhythmik des Lebens im Mikrowie im Makrokosmos. In diesem Fluss des Lebens gibt es keine Stagnation. So kann auch Gesundheit nicht als statischer Zustand begriffen werden, sondern entsteht in jedem Augenblick neu durch das immer wieder neu zu schaffende Gleichgewicht der lebensbestimmenden Kräfte des Universums. Diese lebensbestimmenden Kräfte des Universums sind seit alters her von allen seriösen Weisheitslehren und ganzheitlichen Medizinsystemen als Gesetzmäßigkeiten erkannt und als Eckdaten ihrer Konzepte verwendet worden.

Der Ayurveda lehrt jedoch nicht nur das Wissen von der Erhaltung der Gesundheit und der ganzheitlichen Behandlung von Krankheit durch die Berücksichtigung von Körper, Geist und Seele. Er ordnet die Medizin als Heilkunst auch in einen größeren

Kontext ein, der den Zweck der Heilkunst definiert und die Aufgabe des Menschen in der Schöpfung beschreibt. Die Legende von der Entstehung des Ayurveda erzählt:

> *Vor langer Zeit waren 52 Rishis (heilige, gelehrte Männer) sehr entmutigt, da die Menschen unter Krankheit und einer kurzen Lebenserwartung litten und sich kaum der spirituellen Weiterentwicklung widmeten. Die heiligen Männer versammelten sich in einem Tal des Himalaja und beratschlagten, wie den Menschen geholfen werden könnte. Nach gemeinsamer, tiefer Meditation beschlossen Sie, Bharadvaja zum Gottkönig Indra zu schicken, damit dieser ihn die Weisheit und das Wissen vom Leben lehren sollte. Indra überzeugte sich zunächst von den lauteren Motiven des Bharadvaja und unterrichtete ihn anschließend in den Prinzipien der Wissenschaft vom Leben, Ayurveda. Bharadvaja kehrte nach der Unterweisung in den Himalaja zurück und lehrte alle Weisen dieses neue Wissen. Gestärkt durch die Kunst des Ayurveda führten diese Weisen anschließend ein langes, erfülltes Leben. Punarnava Atreya schließlich wies aus Mitgefühl für alle Lebewesen seine Schüler an, dieses Wissen niederzuschreiben.*

Soweit die Legende, wie sie sich in der Caraka Samhita findet, in der Sutra Sthana, Kapitel 1, Verse 3- 34. Der Ayurveda sagt deutlich, dass unser Leben der spirituellen Weiterentwicklung dienen soll. Das heißt, wir sollen uns in unserem Leben darum bemühen, weiser und reifer zu werden und irgendwann den Zustand der Erleuchtung erreichen. Der Zustand erleuchteter Weisheit kommt nicht von heute auf morgen. Ein langer Weg mit vielen Schritten ist nötig, um irgendwann weise zu werden. Krankheit hilft uns auf diesem Weg. Sie gibt Signale für notwendige Veränderungen und ist Auslöser innerer Entwicklung. Heilung und Gesundung ist daher immer verbunden mit innerem Wachsen und Reifen.

Was können wir festhalten?

Es gibt Charakteristika, die ein ganzheitliches Heilungssystem ausmachen.

1. **Der Mensch besteht aus Körper, Geist und Seele.**

   Alle drei Ebenen stehen in ständiger Wechselwirkung miteinander. Zudem steht der Mensch als Mikrokosmos unvermeidbar in ständiger Interaktion und Wechselwirkung mit dem Makrokosmos. Gesundheit ist der Zustand der Harmonie innerhalb dieses gesamten komplexen Systems. Interessanterweise ist diese umfassende Auffassung von Gesundheit keine

isolierte Sondermeinung naturheilkundlicher Extremisten, sondern weltweiter Konsens der etablierten Medizin und in dieser Form Gegenstand der aktuellen Gesundheitsdefinition der Weltgesundheitsorganisation WHO.

Gesundheit ist der Zustand völligen körperlichen, seelischen und sozialen Wohlbefindens.

2. **Innerhalb von Mikrokosmos wie auch Makrokosmos gelten universale Gesetze der Schöpfung.**

   Diese sind notwendigerweise auch immer auf den Menschen wirkend, daher auch bei Diagnostik und Therapie zu berücksichtigen.

3. **Die menschliche Existenz ist sinnhaft und eingebettet in einen Entwicklungsprozess.**

   Dieser Entwicklungsprozess kann genau beschrieben werden. Krankheit und Heilung haben innerhalb dieses Verständnisses eine klare Bedeutung. Sie ordnen sich in dem Entwicklungsprozess des Menschen ein.

Wer heute als Arzt heilend tätigwerden möchte, der wird in der Ausbildung leider immer noch überwiegend mit einem rein naturwissenschaftlich geprägten Gesundheitsverständnis konfrontiert. Die Abweichung des Organismus von einer messbaren Norm stellt in unserer Kultur auch heute noch das Krankheitskriterium dar. Diese Denkweise findet sich dabei nicht ausschließlich in der sogenannten Schulmedizin. Auch im Sektor der komplementären Medizin tummeln sich Diagnostik- und Therapiesysteme, die sehr isoliert den Menschen nur in einem genau messbaren Teilbereich seiner körperlichen Existenz erfassen und behandeln. *Ganzheitlichkeit* ist zwar ein vielgenutztes Wort, selten jedoch verbirgt sich hinter der plakativen Bezeichnung eine echte ganzheitliche Herangehensweise. Meist völlig vernachlässigt wird zudem die Frage der Bedeutung der Existenz des Menschen und der individuellen Aufgabe, die sich einem Menschen in seinem

Leben stellt. Dies ist tragisch, denn letztlich ist ärztliches Handeln nur im Kontext einer übergeordneten Sinnhaftigkeit gestaltbar. Die Frage, welche ärztliche Handlung tatsächlich Heilung auslöst, ist nur zu beantworten, wenn geklärt bzw. verstanden ist, was Heilung eigentlich im umfassenden Sinne bedeutet. Hier greifen

Gedankenansätze und Konzepte, die nur die körperliche Wesenheit des Menschen berücksichtigen, zu kurz.

Heilungssysteme, die den Menschen auf seinem Lebensweg ganzheitlich betrachten und ihn in seinem Reifungsprozess unterstützen, zeigen unabhängig vom kulturellen Umfeld ihrer Entstehung grundlegende Gemeinsamkeiten. Diese haben ihre Ursache in den aller Schöpfung zugrundeliegenden Gesetzmäßigkeiten - auf der materiellen wie auch der geistigen Ebene. All diese Heilungssysteme zeichnen sich durch eine zeitlose Gültigkeit aus. Die zugrunde liegenden Gesetzmäßigkeiten sind immer gleich, unabhängig von den Entdeckungen und Entwicklungen des Menschen in seinem kulturellen Prozess oder seinem wissenschaftlichen Forscherstreben. Zu diesen Heilungssystemen, die auf den zeitlosen Prinzipien der menschlichen Existenz basieren, gehören neben dem Ayurveda beispielsweise auch der Yoga, die Kabbalah, die anthroposophische Medizin oder die Astrologie.

Das Heilungssystem von Dr. Edward Bach fügt sich nahtlos in diese Reihe ein. Betrachtet man die dem Blütensystem zugrunde liegende Ganzheitlichkeit, die die körperliche, die geistige und die seelische Dimension des Menschen in ihren Wechselbeziehungen abbildet sowie die außerordentlich präzise Darstellung des menschlichen Entwicklungsweges im Sinne eines inneren Erkenntnisprozesses, so findet man die selbigen Gesetze verarbeitet und die gleichen Zahlenprinzipien erkannt, die auch den oben genannten Systemen eigen sind.

Für jeden Arzt, der im Sinne ganzheitlicher Heilkunst bemüht ist, den individuellen Patienten auf dessen persönlichem Heilungsweg im Sinne eines Reifungsprozesses zu begleiten, ist das Blütensystem von Edward Bach sowohl in der diagnostischen Erfassung der Problematik als auch in der therapeutischen Anwendung eine große Bereicherung. Edward Bach hat kein Sammelsurium von Blüten zusammengestellt, die Hilfe für 38 Probleme des Alltags bieten. Alle Blüten gleichbedeutend nebeneinander zu stellen, greift viel zu kurz. Edward Bach hat das eigentliche Wesen der Krankheit erkannt und hilft uns, Krankheit als Signalgeber für die eigentliche Heilung des Menschen - die innere Reifung - zu nutzen. Diese Reifung ist immer ein Prozess und genau dieser bildet sich in der Blütenordnung ab.

Es gab damals keinen Grund und es gibt auch heute keinen, warum Edward Bach von seinen ärztlichen Kollegen abgelehnt werden sollte. Edward Bach verdient unseren großen Respekt und unsere Dankbarkeit. In begnadeter Klarheit hat er das Prinzip ärztlicher Heilkunst zusammengefasst:

Heal thyself – Heile Dich selbst

Genau diese Aufforderung gilt es, in geeigneter Weise an den Patienten heranzutragen. Heilen kann sich der Patient immer nur selbst, denn Heilung ist innere Reifung. Der Arzt kann nur begleiten.

Quellenverzeichnis

Die verwendeten Zitate sind folgenden Büchern entnommen:

- *Dr. Edward Bach, Gesammelte Werke, Von der Homöopathie zur Bach-Blütentherapie, Aquamarin-Verlag, Grafing 2003,*
  ISBN 3-89427-242-2

- *Nora Weeks, Edward Bach, Entdecker der Blütentherapie, Sein Leben – seine Erkenntnisse, Hugendubel 1996*

- *Philip M. Chancellor, Das Grosse Handbuch der Bach-Blüten, VPM Verlagsunion Pabel Moewig, Rastatt, ISBN 3-8118-1298-X*

Die 12 Heiler-Blüten

Mimulus	*Mimulus Guttatus*	Gefleckte Gauklerblume
Rock Rose	*Helianthemum Nummularium*	Gelbes Sonnenröschen
Agrimony	*Agrimonia Eupatoria*	Odermennig
Scleranthus	*Scleranthus Annuus*	Einjähriger Knäuel
Clematis	*Clematis Vitalba*	Weiße Waldrebe (Greisenbart)
Gentian	*Gentiana Amarella*	Herbstenzian
Chicory	*Cichorium Intybus*	Wegwarte
Centaury	*Centaurium Umbellatum*	Tausendgüldenkraut
Cerato	*Cerastostigma Willmottiana*	Bleiwurz / Hornkraut
Impatiens	*Impatiens Glandulifera*	Drüsentragendes Springkraut
Vervain	*Verbena Officinalis*	Eisenkraut
Water Violet	*Hottonia Palustris*	Sumpfwasserfeder

Die 7 Helfer-Blüten

Rock Water		Quellwasser
Vine	*Vitis Vinifera*	Weinrebe
Heather	*Calluna Vulgaris*	Schottisches Heidekraut
Oak	*Quercus Robur*	Eiche
Olive	*Olea Europea*	Olive
Gorse	*Ulex Europaeus*	Stechginster
Wild Oat	*Bromus Ramosus*	Waldtrespe

Die 12 Diener-Blüten

Chestnut Bud	*Aesculus Hippocastanum*	Knospe der Rosskastanie
White Chestnut	*Aesculus Hippocastanum*	Rosskastanie/ Weisse Kastanie
Honeysuckle	*Lonicera Caprifolium*	Geissblatt (Jelängerjelieber)
Wild Rose	*Rosa Canina*	Heckenrose
Mustard	*Sinapis Arvensis*	Wilder Senf
Cherry Plum	*Prunus Cerasifera*	Kirschpflaume
Aspen	*Populus Tremula*	Espe/ Zitterpappel
Red Chestnut	*Aesculus Carnea*	Rote Kastanie
Walnut	*Juglans Regia*	Walnuss
Holly	*Ilex Aquifolium*	Stechpalme
Beech	*Fagus Sylvatica*	Rotbuche
Hornbeam	*Carpinus Betulus*	Weissbuche / Hainbuche

Die 7 Erlöser-Blüten

Crab Apple	*Malus Pumila*	Holzapfel
Pine	*Pinus Sylvestris*	Schottische Kiefer
Larch	*Larix Decidua*	Lärche
Elm	*Ulmus Procera*	Ulme
Willow	*Salix Vitellina*	Gelbe Weide
Sweet Chestnut	*Castanea Sativa*	Esskastanie/ Edelkastanie
Star of Bethlehem	*Ornithogalum Umbellatum*	Doldiger Milchstern

Wurzel chakra	Sex chakra	Nabel chakra	Herz chakra	Hals chakra	Stirn chakra	Kronen Chakra
Ungenü-gendes Interesse an der Gegen-wart	Angst	Über-empfindlich gegenüber Einflüssen und Ideen	Einsamkeit	Überfür-sorglichkeit	Unsicher-heit	Mutlosigkeit und Verzweiflung
Clematis (3)	**Mimulus (1)**	**Agrimony (4)**	**Impatiens (2)**	**Chicory (5)**	**Cerato (8)**	Oak* (14)
Olive* (16)	**Rock Rose (12)**	**Centaury (7)**	**Water Violet (10)**	**Vervain (6)**	**Scleran thus (9)**	Elm (21)
Chestnut Bud (31)	Cherry Plum (20)	Walnut (30)	Heather* (15)	Rock Water * (17)	**Gentian (11)**	Pine (22)
White Chestnut (32)	Aspen (25)	Holly (34)		Vine* (18)	Gorse* (13)	Larch (23)
Honey-suckle (35)	Red Chestnut (33)			Beech (28)	Wild Oat* (19)	Willow (24)
Wild Rose (36)					Horn-beam (26)	Crab Apple (29)
Mustard (38)						Sweet Chestnut (27)
						Star of Bethlehem (37)

Legende: fett: die 12 Heilerblüten / Sternchen: die 7 Helferblüten / kursiv: die 19 weiteren Blüten
Die Zahlen hinter den einzelnen Blüten verweisen auf die zeitliche Reihenfolge ihrer Entdeckung.

1. Muladhara/ Wurzelchakra

Lageentsprechung:	Damm, zwischen Anus und Geschlechtsorganen
Regionale Zuordnung:	Blase/ Niere, Füße/ Beine, Steißbein, Knochen, Dickdarm, Nägel, Zähne, Nase
Sinnesfunktion:	Riechen
Drüsenfunktion:	Nebennieren (Kortison, Adrenalin, Noradrenalin)
Geistige Ebene:	Lebenswille
Spirituelle Ebene:	Urvertrauen
Zentrale Themen:	Lebenswille, Überleben, Sicherheit, Urvertrauen, Selbsterhalten
Entwicklungsphase:	Kindheit, 1. - 7. Lebensjahr
Element:	Erde
Hauptthemen:	Finden des eigenen Ursprungs Befriedigung der Grundbedürfnisse Liebe und Annahme des eigenen Körpers Vitalität und Lebenswille

Bachblüten des Wurzelchakras

Aspekt:	Ungenügendes Interesse an der Gegenwart
Seelische Konstitution	
zugehörige Heilerblüte:	Clematis
zu entwickelnde Qualität:	Freundlichkeit
Geistige Ebene	
zugehörige Helferblüte:	Olive
zu entwickelnde geistige Tugend:	Stärke
Körperliche Manifestation	
zugehörige Dienerblüten:	Chestnut Bud, White Chestnut, Honeysuckle, Wild Rose, Mustard

2. Svadhisthana/ Sexualchakra

Lageentsprechung: Schambein/ Kreuzbein
Regionale Zuordnung: Geschlechtsorgane, Nieren, Blase, Darm, Blutkreislauf, Muskeln, Zunge
Sinnesfunktion: Schmecken
Drüsenfunktion: Hoden, Eierstöcke (Östrogene, Progesteron/ Testosteron)
Geistige Ebene: Körperbewusstsein
Spirituelle Ebene: Mut
Zentrale Themen: Sexualität, Beziehungsfähigkeit, Kontaktfähigkeit, Sinnlichkeit, Lust, Fortpflanzung, Kreativität, Arterhaltung
Entwicklungsphase: Jugend 8. - 14. Lebensjahr
Element: Wasser
Hauptthemen: Sexualität, Bewusstseinsbildung, soziale Kontakte, Polarität männlich-weiblich

---

Bachblüten des Sexualchakras

Aspekt: Angst
Seelische Konstitution
zugehörige Heilerblüten: Mimulus / Rock Rose
zu entwickelnde Qualitäten: Mitgefühl / Mut
Geistige Ebene
zugehörige Helferblüte: -
Körperliche Manifestation
zugehörige Dienerblüten: Cherry Plum, Aspen, Red Chestnut

3. Manipura/ Nabelchakra

Lageentsprechung:	Mitte des Bauchnabels
Regionale Zuordnung:	Magen, Dünndarm, Leber, Galle, vegetatives Nervensystem, Augen
Sinnesfunktion:	Sehen
Drüsenfunktion:	Bauchspeicheldrüse (Insulin, Glucagon, Verdauungsenzyme)
Geistige Ebene:	Emotionalität
Spirituelle Ebene:	Ich-Gefühl
Zentrale Themen:	Willenskraft, Persönlichkeit, Selbstkontrolle
Entwicklungsphase:	Frühes Erwachsenenalter, 15. - 21. Lebensjahr
Element:	Feuer
Hauptthemen:	Polarität gut und böse (Schattenarbeit) „Nein" sagen und sich durchzusetzen Selbstwertgefühl, Identität, Egoismus Anerkennung (Un-Abhängigkeit von Lob und Beifall)

Bachblüten des Nabelchakras

Aspekt:	Überempfindlichkeit gegenüber Einflüssen und Ideen
Seelische Konstitution	
zugehörige Heilerblüten:	Agrimony / Centaury
zu entwickelnde Qualitäten:	Frieden / Macht
Geistige Ebene:	
zugehörige Helferblüte:	-
Körperliche Manifestation	
zugehörige Dienerblüten:	Walnut, Holly

4. Anahata/ Herzchakra

Lageentsprechung:	Brustmitte, auf der Höhe des physischen Herzens
Regionale Zuordnung:	Herz, Kreislauf, Lunge, Blut, Arme und Hände, Haut
Sinnesfunktion:	Tasten
Drüsenfunktion:	Thymusdrüse (Thymosin)
Geistige Ebene:	Nächstenliebe, Güte
Spirituelle Ebene:	bedingungslose Liebe
Zentrale Themen:	Mitgefühl, Menschlichkeit
Entwicklungsphase:	Reife 22. - 28. Lebensjahr
Element:	Luft
Hauptthemen:	Polarität von oben und unten (auf- und absteigend), Prinzip von Geben und Nehmen, Offenheit und Wärme, Lebensfreude, Sich selbst und anderen verzeihen, sich öffnen, bedingungslose Liebe Christusbewusstsein: Liebe deinen Nächsten wie dich selbst.

Bachblüten des Herzchakras

Aspekt:	Einsamkeit
Seelische Konstitution	
zugehörige Heilerblüten:	Impatiens / Water Violet
zu entwickelnde Qualitäten:	Verzeihen / Freude
Geistige Ebene	
zugehörige Helferblüten:	Heather
zu entwickelnde geistige Tugend:	Nächstenliebe
Körperliche Manifestation:	
zugehörige Dienerblüte:	-

5. Vishuddha/ Halschakra

Lageentsprechung:	Kehlkopf
Regionale Zuordnung:	Hals, Kehlkopf, Stimmbänder, Speiseröhre, Luftröhre, Nacken und Schultern, Kiefer, Ohren
Sinnesfunktion:	Hören
Drüsenfunktion:	Schilddrüse, Nebenschilddrüse (Thyroxin)
Geistige Ebene:	Kommunikation
Spirituelle Ebene:	Authentizität
Zentrale Themen:	Selbstbestimmung, Selbstausdruck
Entwicklungsphase:	Entfaltung 29. - 35. Lebensjahr
Element:	Äther
Hauptthemen:	Polarität sprechen – hören
	Kommunikation (verbal / nonverbal)
	Authentizität/ Wahrhaftigkeit
	Gehorchen
	Selbstbeherrschung/ Selbstdisziplin
	Stille /Schweigen

Bachblüten des Halschakras

Aspekt:	Überfürsorge
Seelische Konstitution	
zugehörige Heilerblüten:	Chicory / Vervain
zu entwickelnde Qualitäten:	Nächstenliebe / Toleranz
Geistige Ebene	
zugehörige Helferblüten:	Rock Water / Vine
zu entwickelnde geistige Tugend:	Weisheit / Mut
Körperliche Manifestation	
zugehörige Dienerblüte:	Beech

6. Ajna / Stirnchakra, Drittes Auge

Lageentsprechung:	Stirnmitte über der Nasenwurzel
Regionale Zuordnung:	Kleinhirn, Nervensystem, Hormonsystem, Augen, Ohren, Nase, Nebenhöhlen
Sinnesfunktion:	Sinn, Intuition, „sechster Sinn"
Drüsenfunktion:	Hirnhangdrüse oder Hypophyse (Vasopressin)
Geistige Ebene:	übersinnliche Wahrnehmung
Spirituelle Ebene:	Intuition
Zentrale Themen:	Intuition, Wahrnehmung, Phantasie, Erkenntnis
Entwicklungsphase:	Erkenntnis 36. - 42. Lebensjahr
Element:	-
Hauptthemen:	Intuition / 6. Sinn
	Selbstverantwortung
	klare Wahrnehmung
	Einsicht/ Vertrauen

Bachblüten des Stirnchakras

Aspekt:	Verunsicherung
Seelische Konstitution	
zugehörige Heilerblüten:	Cerato / Scleranthus / Gentian
zu entwickelnde Qualitäten**:**	Weisheit / Standhaftigkeit / Verständnis
Geistige Ebene	
zugehörige Helferblüten:	Gorse / Wild Oat
zu entwickelnde geistige Tugenden:	Frieden / Standfestigkeit
Körperliche Manifestation	
zugehörige Dienerblüte:	Hornbeam

7. Sahasrara/ Kronen - oder Scheitelchakra

Lageentsprechung:	Schädeldach, höchster Punkt des Kopfes
Regionale Zuordnung:	Gehirn, Gesamtheit des Organismus
Sinnesfunktion:	Kosmisches Bewusstsein
Drüsenfunktion:	Zirbeldrüse oder Epiphyse (Serotonin, Melatonin)
Geistige Ebene:	Selbstverwirklichung
Spirituelle Ebene:	Erleuchtung
Zentrale Themen:	Spiritualität, Erleuchtung, Selbstverwirklichung
Entwicklungsphase:	Vollendung 43. - 49. Lebensjahr
Element:	-
Hauptthemen:	Universelles Bewusstsein
	Licht (Ort des inneren Lichts finden)
	„siebter Himmel" (Bewusstseinszustand absoluter Freiheit)
	Bewertungen fallen lassen
	Gegensätze vereinigen (höhere Weisheit)

Bachblüten des Kronenchakras

Aspekt:	Mutlosigkeit und Verzweiflung
Seelische Konstitution	
zugehörige Heilerblüte:	-
Geistige Ebene	
zugehörige Helferblüte:	Oak
zu entwickelnde geistige Tugend:	Sanftmütigkeit
Körperliche Manifestation	
zugehörige Dienerblüten:	Elm, Pine, Larch, Willow, Crab Apple, Sweet Chestnut, Star of Bethlehem

---